Tecker

Gut leben mit Morbus Crohn & Colitis ulcerosa

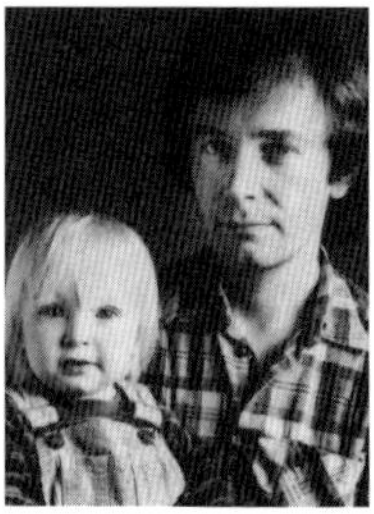

Georg Tecker (*1951) ist selbst seit vielen Jahren von der Darmerkrankung Morbus Crohn betroffen. Als Initiator verschiedener therapeutischer Gruppen und Mitarbeiter in Beratungsteams arbeitet er als niedergelassener Psychotherapeut in Damme.

Dipl.-Psych. Georg Tecker

Gut leben mit Morbus Crohn & Colitis ulcerosa

- Ursachen und Verlauf ganzheitlich betrachtet
- So nutzen Sie alle Therapie-Möglichkeiten optimal
- Mit vielen persönlichen Tipps und Erfahrungsberichten

TRIAS

Liebe Leserin, lieber Leser,
hat Ihnen dieses Buch weitergeholfen? Für Anregungen, Kritik, aber auch Lob sind wir offen. So können wir in Zukunft noch besser auf Ihre Wünsche eingehen.Schreiben Sie uns, denn Ihre Meinung zählt!

Ihr TRIAS Verlag
E-mail Leserservice:
heike.schmid@medizinverlage.de

Adresse:
Lektorat Trias Verlag, Postfach 30 05 04,
70445 Stuttgart, Fax: 0711-8931-748

Programmplanung: Sibylle Duelli

Lektorat und Bildredaktion: Thomas Kopal, Julia Alber

Covergestaltung:
Cyclus · Visuelle Kommunikation, Stuttgart

Bildnachweis:
Umschlagfoto: Doc-stock
Fotos im Innenteil:
Photo Alto: S. 83, 135; Photo Disc: S. 96, 115, 125

Die abgebildeten Personen haben in keiner Weise etwas mit der Krankheit zu tun.

Textzeichnungen: Christine Lackner, Ittlingen

Gedruckt auf chlorfrei gebleichtem Papier

Printed in Germany

Satz: Cyclus · Media Produktion, Stuttgart
Druck: AZ Druck und Datentechnik GmbH, Kempten

ISBN 978-3-8304-3545-7 2 3 4 5 6

Bibliografische Information der Deutschen Nationalbibliothek
Die Deutsche Nationalbibliothek verzeichnet diese Publikation in der Deutschen Nationalbibliografie; detaillierte bibliografische Daten sind im Internet über http://dnb.d-nb.de abrufbar.

Wichtiger Hinweis:
Wie jede Wissenschaft ist die Medizin ständigen Entwicklungen unterworfen. Forschung und klinische Erfahrung erweitern unsere Erkenntnisse, insbesondere was Behandlung und medikamentöse Therapie anbelangt. Soweit in diesem Werk eine Dosierung oder eine Applikation erwähnt wird, darf der Leser zwar darauf vertrauen, dass Autoren, Herausgeber und Verlag große Sorgfalt darauf verwandt haben, dass diese Angabe dem Wissensstand bei Fertigstellung des Werkes entspricht.
Für Angaben über Dosierungsanweisungen und Applikationsformen kann vom Verlag jedoch keine Gewähr übernommen werden. Jeder Benutzer ist angehalten, durch sorgfältige Prüfung der Beipackzettel der verwendeten Präparate und gegebenenfalls nach Konsultation eines Spezialisten festzustellen, ob die dort gegebene Empfehlung für Dosierungen oder die Beachtung von Kontraindikationen gegenüber der Angabe in diesem Buch abweicht. Eine solche Prüfung ist besonders wichtig bei selten verwendeten Präparaten oder solchen, die neu auf den Markt gebracht worden sind. Jede Dosierung oder Applikation erfolgt auf eigene Gefahr des Benutzers. Autoren und Verlag appellieren an jeden Benutzer, ihm etwa auffallende Ungenauigkeiten dem Verlag mitzuteilen.

Die Ratschläge und Empfehlungen dieses Buches wurden vom Autor und Verlag nach bestem Wissen und Gewissen erarbeitet und sorgfältig geprüft. Dennoch kann eine Garantie nicht übernommen werden. Eine Haftung des Autors, des Verlages oder seiner Beauftragten für Personen-, Sach- oder Vermögensschäden ist ausgeschlossen.
Geschützte Warennamen (Warenzeichen) werden nicht besonders kenntlich gemacht. Aus dem Fehlen eines solchen Hinweises kann also nicht geschlossen werden, dass es sich um einen freien Warennamen handelt.

Zu diesem Buch

Seit meiner Jugendzeit bin ich von dieser seltsamen Darmerkrankung betroffen, die die Ärzte Morbus Crohn nennen. Seltsam war sie für mich besonders deshalb, da sich niemand so recht mit ihr auszukennen schien, und die Beschwerden sich mal verbesserten und mal verschlechterten.

Schließlich wurde mir bewusst, dass ich Heilung nicht nur von außen erwarten durfte, sondern selbst etwas tun musste. Das war, als ich 1981 Mitglied einer Hamburger Morbus-Crohn/Colitis-ulcerosa-Selbsthilfegruppe wurde. Hier lernte ich die Darmerkrankung im Zusammenhang mit meinem gesamten Leben zu verstehen. Als Kontaktperson unserer Selbsthilfegruppe erhielt ich Anregungen und Informationen von vielen betroffenen Menschen. Von 1988 bis 1990 arbeitete ich in der Hamburger Beratungsstelle für Menschen mit chronisch entzündlichen Darmerkrankungen. Danach machte ich mich als Psychotherapeut selbstständig und arbeite in Einzel- und Gruppentherapie.

Im vorliegenden Buch spielen die vielen Erfahrungen und Informationen, die ich in der Begegnung mit erkrankten Menschen gemacht und von Ihnen erhalten habe, eine wesentliche Rolle. »Mit der Darmerkrankung leben« heißt für mich sehen zu lernen was sich im Körper ereignet, welche naturwissenschaftlich-schulmedizinischen Erklärungen und Behandlungsmöglichkeiten es gibt. Es heißt aber genauso zu erkennen, welche Zusammenhänge es zwischen der Erkrankung und meinem Leben gibt. Ich habe die Erfahrung gemacht, dass die Erkrankung für mich eine Chance war, meine Entwicklung neu zu begreifen und die Menschen um mich herum auf eine neue Weise wahrzunehmen und zu verstehen. In diesem Zusammenhang ist nötig, eindeutig erscheinende Begriffe wie »Krankheit«, »Ursache« »Heilung« neu zu überdenken und zu bewerten. Das heißt auch, dass wir unsere Rolle als Patient, als Leidender und Duldender neu verstehen müssen – und zwar als Handelnder und an der Gesundung Mitarbeitender. Denn wir als »Experten des Betroffenseins« haben »etwas zu sagen«.

Georg Tecker

Kapitel 1

Krankheit und Krankheitsverlauf

In der Schulmedizin wird »Krankheit« durch eine Reihe von Störungen der Körperfunktionen und der Organstrukturen beschrieben. Bestimmte Störungen bilden ein bestimmtes Krankheitsbild, das einen eigenen Namen bekommt, wie zum Beispiel Morbus Crohn. Doch so einfach ist es nicht, da Krankheit mehr ist als nur eine körperliche Störung. Sie entsteht und verläuft im Zusammenhang mit unterschiedlichsten Lebens- und Umweltbedingungen. Das heißt, dass nicht nur die körperliche Störung behandelt werden muss, sondern Veränderungen in der Mensch-Umwelt-Beziehung notwendig werden, um das Erkrankungsrisiko auf Dauer zu vermindern.

Dies soll am Beispiel »Fieber« bei einer Grippe verdeutlicht werden. Einerseits lässt sich Fieber durch Medikamente oder durch Kälteanwendung senken. Andererseits könnte man längerfristig einem Auftreten von fieberhaften Infekten durch Stärkung der Abwehrkräfte entgegenwirken, etwa indem man für warme Kleidung und ausreichenden Nachtschlaf sorgt. Werden also die Entstehungsumstände mit in die Krankheit einbezogen wird deutlich, welche Bedingungen verändert werden können, damit das Auftreten von Fieber seltener wird.

Morbus Crohn, Colitis ulcerosa – Was ist das eigentlich?

Morbus Crohn und Colitis ulcerosa sind lebensbegleitende, chronisch entzündliche Darmerkrankungen, deren Ursache bislang nicht bekannt ist. Beide beginnen vorzugsweise im jungen Erwachsenenalter. Charakteristisch ist ein schubweiser Verlauf: Auf Phasen hoher Krankheitsaktivität mit Durchfällen folgen beschwerdefreie Zeiten ohne Krankheitserscheinungen.

Bei der Colitis ulcerosa werden die Durchfälle von Blut- und Schleimabsonderungen begleitet. Schwere Verläufe sind durch heftige Durchfälle mit unaufhörlichem, schmerzhaftem Stuhlgang, starken Blutverlusten, hohem Fieber und schwerer Beeinträchtigung des Allgemeinbefindens gekennzeichnet. Zugrunde liegt eine Entzündung der Dickdarmschleimhaut. Sie ist verdickt und blutet leicht. Wo die Schleimhaut zugrunde gegangen ist, entstehen scharf umrandete, flache Einsenkungen, Ulzera, die der Krankheit ihren Namen gaben. Nach größeren Schleimhautverlusten treten durch überschießende Reparationsvorgänge im Bereich der stehen gebliebenen Schleimhautinseln »Pseudopolypen« hervor.

Die Krankheit beginnt im untersten Teil des Dickdarms und kann in leichten Fällen zeitlebens auf diese Region beschränkt bleiben. In einem Teil der Fälle breitet sie sich aber ununterbrochen auf die höher gelegenen Abschnitte des Krummdarms (Sigma) und des linken Dickdarms aus. Seltener wird der gesamte Dickdarm befallen (Abb. 1, S. 12: d, e, f).

Ernsthafte Komplikationen sind nicht häufig, allerdings erfordern bedrohliche Blutverluste, Darmlähmungen mit maximaler Weitstellung des Darmrohrs (toxisches Megakolon) und Durchbruch der Darmwand (Perforation) meist eine operative Behandlung. Eine Krebsentwicklung kommt nicht so häufig vor, wie früher angenommen wurde. In einer dänischen Untersuchung, in der alle Colitis-Fälle eines größeren Bezirks über zwanzig Jahre kontrolliert werden konnten, lag die Krebshäufigkeit bei zwei Prozent. Das entspricht unseren Beobachtungen in den letzten sechzehn Jahren. Eine sehr seltene Komplikation ist die vernarbende Gallengangsentzündung (Sklerosierende Cholangitis).

Die Crohnsche Krankheit (Morbus Crohn) wurde 1932 durch den Amerikaner B.B. Crohn und seine Mitarbeiter als ein eigenständiges Krankheitsbild von der Colitis ulcerosa abgegrenzt: Hauptsächlich ist hier das unterste Ende des Dünndarms befallen, das Ileum. Im Gegensatz zur Colitis ulcerosa können alle Abschnitte des Magen-Darm-Traktes von der Mundhöhle bis zum After betroffen sein. Die Entzündung ist nicht auf die Schleimhaut begrenzt, sie erfasst alle Schichten der Darmwand. Die Ausbreitung ist nicht kontinuierlich, daher wechseln sich entzündlich veränderte Abschnitte mit Strecken völlig normaler Schleimhaut ab.

Durchfälle, die nur selten mit Blut vermengt sind, Schmerzen im rechten Unterbauch und ein erhebliches Untergewicht sind kennzeichnend für die Crohnsche Krankheit.

Häufige Komplikationen sind Verengungen des Darmrohrs, die durch entzündliche Verdickung der Darmwand und Narbenbildungen entste-

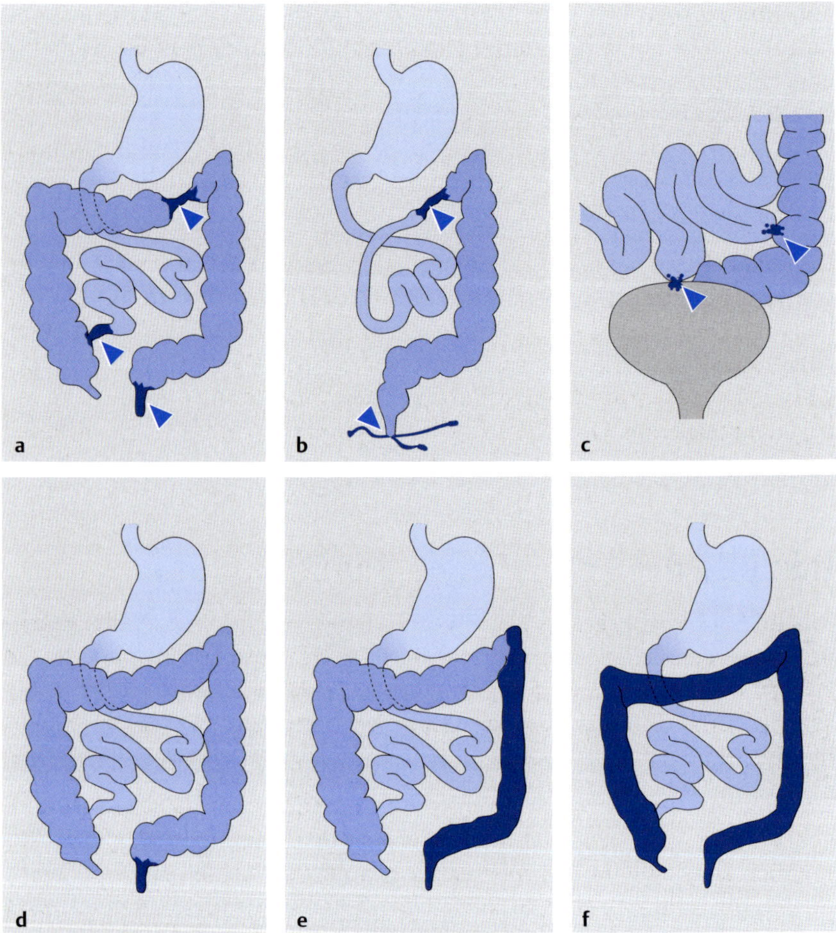

Abb. 1: Möglichkeiten des Darmbefalls bei Morbus Crohn
a) Dünndarmende, mittlerer Dickdarm und Anus
b) nach Operation und Analfisteln
c) Dünndarm-Dickdarm-Fistel und Dünndarm-Blasen-Fistel

Möglichkeiten des Darmbefalls bei Colitis ulcerosa
d) Mastdarm
e) linksseitiger Dickdarm
f) gesamter Dickdarm

hen und gelegentlich zum Darmverschluss führen. Entzündliche Darmschlingen können mit anderen Organen verkleben und in diese einbrechen. So entstehen Fistelverbindungen, etwa zwischen zwei benachbarten Darmschlingen, zwischen Darm und Harnblase oder auch zur Außenhaut. Fistelsysteme und Eiteransammlungen, die keinen Abfluss gefunden haben (Abszesse), findet man häufig im Schließmuskel und Darmausgangsbereich.

Begleiterscheinungen außerhalb des Magen-Darm-Traktes kommen bei beiden Krankheiten vor: Schmerzen und Anschwellungen der Gelenke (Arthritiden) können die Krankheitsschübe begleiten, aber auch allein auftreten. Entzündliche Veränderungen an der Haut (Erythema nodosum, Pyoderma gangränosum) und an den Augen (Konjunktivitis, Iritis) und schmerzhafte Mundschleimhautentzündungen sind etwas seltener (Abb. 2, S. 14). Dauerschäden bleiben nicht zurück.

Das Bild der körperlichen Beschwerden

Das Bild der körperlichen Beschwerden ist sehr unterschiedlich. So können vor Diagnosestellung der Darmerkrankung etwa entzündliche Veränderungen an Haut oder Augen sichtbar sein, ebenso wie ein Magengeschwür, eine Blinddarmentzündung, erhöhte Körpertemperatur oder häufige Müdigkeit.

Da die einzelnen Symptome von Ärzten häufig nicht in Zusammenhang gebracht werden, vergehen oft Jahre bis zur endgültigen Diagnose. Tatsächlich können Veränderungen an den Gelenken, an der Haut von Mund, Auge oder anderen Körperpartien Begleiterscheinungen der entzündlichen Darmerkrankung sein. Bei manchen betroffenen Personen zeigen sich aber auch über einen längeren Zeitraum hinweg keine Begleiterscheinungen.

Die Leitsymptome

Wesentlicher wirken auf unser Leben meistens die körperlichen Symptome ein, die direkt mit den entzündlichen Veränderungen des Darmes zusammenhängen: die Leitsymptome. Die Leitsymptome Durchfall und Bauchschmerzen zeigen sich manchmal bereits zurzeit der Diagnose der

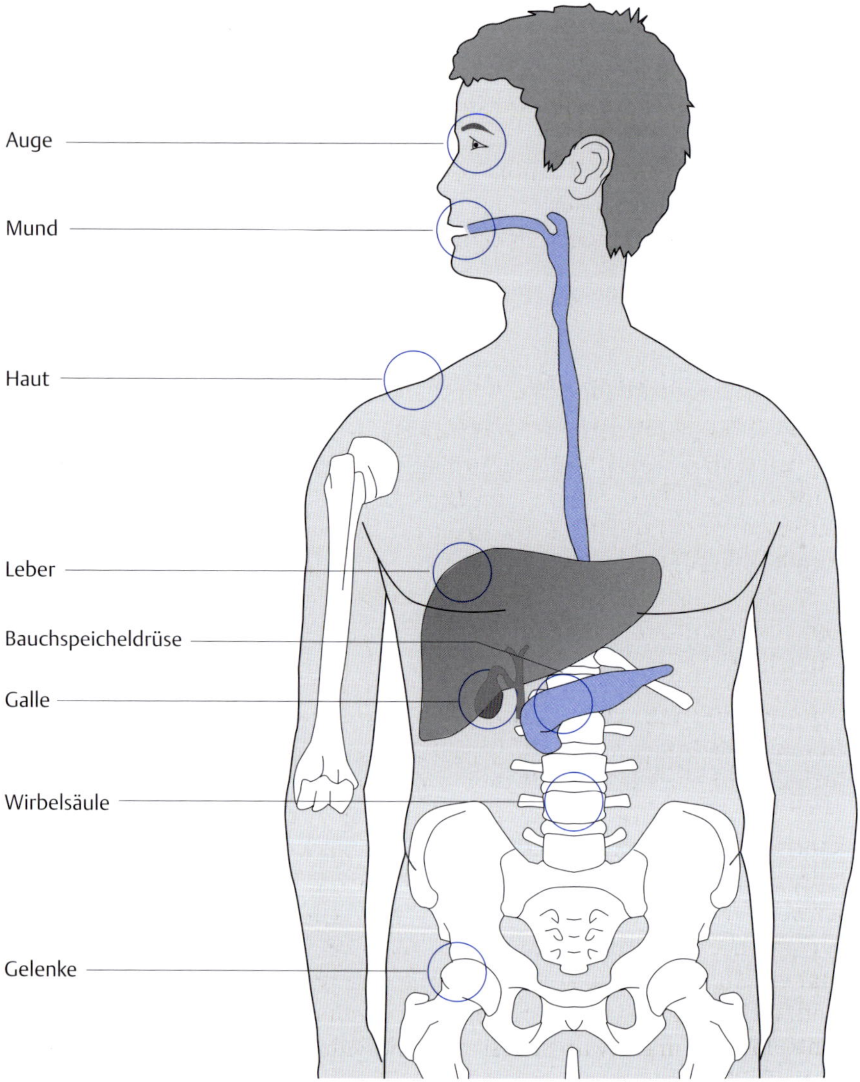

Abb. 2: Mögliche Beteiligung anderer Organe bei entzündlichen Darmerkrankungen

Erkrankung, fast immer aber in der Zeit des akuten Schubes. Aus der Beschaffenheit des Stuhls und aus der Art der mit einhergehenden Bauchschmerzen können Rückschlüsse gezogen werden, welcher Teil des Darmes betroffen ist. Eine Verstopfung kann etwa vorliegen, wenn der Mastdarm betroffen ist. Die Bauchschmerzen können krampfartig oder auch lang dauernd auftreten. Die einzelnen Krankheitserscheinungen werden ab Seite 56 beschrieben. Von vielen Ärzten wird nicht gesehen, dass jedes Symptom auch ein Signal ist und unser gesamtes Befinden ausdrückt.

Die Erkrankung betrifft den ganzen Menschen

Körperliche Beschwerden beeinflussen den ganzen Menschen, da sie Energien binden und Aufmerksamkeit fordern. Ebenso werden die Symptome durch äußere Situationen beeinflusst. Daher soll in diesem Buch der ganze Mensch mit seinen Ängsten und Freuden und mit seinen sozialen Beziehungen ins Blickfeld rücken. Mit dem Wort »ganz« oder »ganzheitlich« meine ich eine andere Sichtweise der Symptome und ein neues Verständnis unserer Lebenszusammenhänge. Um das zu verdeutlichen, will ich die beiden Sichtweisen einmal gegenüberstellen.

Die Medizin sieht die Symptome als Folge der Entzündung im Darm. Sie sind eine Bedrohung und stören unseren gewohnten Lebensweg. Die medizinische Behandlung hilft uns, indem sie die Symptome mit Medikamenten unterdrückt. Sie unterdrückt aber auch den Ausdrucksgehalt, kann uns so in »falscher« Sicherheit wiegen und zu »leichtsinnigem« Verhalten veranlassen. Denn in Fieber, Müdigkeit, Bauchschmerzen, Angstschweiß oder anderen Symptomen drückt sich immer auch unsere »Körpersprache« aus, deren Inhalt uns (noch) nicht bewusst ist. Symptome sind ein Signal, haben eine Bedeutung und weisen uns etwa darauf hin: »Setz dich nicht so unter Druck!« »Lass mal los von alten Idealvorstellungen!« »Probier mal etwas Neues!« (Zur individuellen Bedeutung der Symptome, S. 37).

Das ganzheitliche Verständnis beinhaltet eine Chance: Ich kann in gewissem Umfang auf mein seelisches Befinden und die Symptome Einfluss nehmen. Ich kann die Lebensbedingungen, die mich belasten, die Einstellungen, die mich hindern, glücklich zu leben, feststellen und kleine

Schritte aus der Krankheit herausgehen. Nur so kann man verstehen, wenn Claudia (26 Jahre) sagt: »Ich möchte die Zeit der Erkrankung nicht aus meinem Leben streichen. Sie war ein wichtiger Weg zu meinem Leben.« (Hinweise, wie Betroffene aktiv mit ihrer Erkrankung umgegangen sind: Erfahrungen in Selbsthilfegruppen, S. 124; Suche nach Zusammenhängen der Erkrankung, S. 33.)

Das hat auch Konsequenzen auf die Zusammenarbeit mit dem Arzt. Ein Mitglied unserer Selbsthilfegruppe benennt das so: »Während ich vorher meine Erkrankung allein Experten zur Verfügung stellen wollte, damit sie mich behandeln, sehe ich mich jetzt auch als Handelnden, der Verantwortung übernehmen will.« Indem wir Krankheit in unserem Leben anders verstehen, können wir auch Heilung anders verstehen. Wenn ich ganz persönlich an Heilung denke, meine ich nicht die schulmedizinische Sichtweise. Sie hält eine Heilung bei Morbus Crohn nicht und eine Heilung bei Colitis ulcerosa nur bei vollständiger Entfernung des Dickdarmes für möglich.

Heilung

Ich verstehe »Heilung« als heil-werden, als ganz-werden. Dazu gehört, die Teile zusammen-zu-sehen, uns unserer vergangenen und jetzigen Lebensweise bewusst zu werden. Je mehr wir dabei unsere »innere Stimme« wahrnehmen, umso eher können wir dann etwa das Wiedererscheinen eines Symptoms für eine Klärung seelischer Probleme nutzen.

Im Prinzip gibt es aber viele Ansatzpunkte zum Handeln. So kann es etwa anstehen, ein schon lange hinausgezögertes Telefongespräch zu führen, oder sich selbst durch einen Blumenstrauß oder dergleichen wichtig zu nehmen und belohnen zu lernen.

Krankheitsverlauf

Drei Begriffe sollen zu Beginn erklärt werden:
Mit dem Begriff »chronisch« wird in der Schulmedizin die Möglichkeit bezeichnet, dass die Symptome jederzeit auftreten können, wenn die Diagnose einmal gestellt worden ist. Hierzu gehört auch ein charakteris-

tischer Verlauf: Viele chronische Erkrankungen neigen wie die Darmentzündung dazu, schubweise aufzutreten.

»**Akuter Schub**« wird die Phase erhöhter Entzündungsaktivität genannt, die meist mit stärkeren Beschwerden einhergeht. Die Phase weit gehender Beschwerdefreiheit und verringerter Entzündungsaktivität bezeichnen Ärzte als »**Ruhephase**« (Remissionsphase). Die Erkrankungen können mehrere Jahre ruhen, aber auch durch häufige Entzündungsschübe mit ausgeprägten Beschwerden und Komplikationen gekennzeichnet sein.

Ich habe schon darauf hingewiesen, dass der Krankheitsverlauf bei jedem Betroffenen unterschiedlich sein kann. Warum aber der Verlauf so unterschiedlich ist und warum gerade wir krank geworden sind, diese Fragen können von der Medizin noch nicht beantwortet werden.

Wir fragen uns:
- Wann und wodurch kommt es zu einem akuten Schub?
- Wovon ist der Verlauf der Erkrankung abhängig?

Welche Antworten haben sich Betroffene auf diese Fragen gegeben?
Zu der Frage, wodurch es zu einem akuten Schub gekommen ist, sagen viele Selbsthilfegruppenmitglieder, dass sie seelischen und/oder körperlichen Belastungen ausgesetzt waren. Einige sprechen auch von einer akuten Krise in ihrem Leben. Manchen Betroffenen fällt es auf Nachfrage leicht, einen Zusammenhang zwischen der eigenen Erkrankung und der damaligen Lebenssituation zu finden. Astrid, 34 Jahre (Morbus Crohn), sieht als einen Grund, dass sie ihre Erkrankung lange Zeit nicht wahrhaben wollte: »Nachdem ich aus dem Krankenhaus entlassen wurde, lebte ich so, als ob nichts gewesen wäre. Ich lebte über meine Kräfte. Dann bekam ich sehr schnell neue Schübe.« Karin, 28 (Colitis ulcerosa), entdeckt einen anderen Zusammenhang: »Ich bemerkte vor einem Schub eine unbestimmte Traurigkeit in mir. Ich fühlte mich abgeschnitten von der Welt und konnte mir keine Hilfe holen. Der Schub brachte mich mit mir in Kontakt. Ich spürte mein Elend am eigenen Körper und entdeckte erst so einen Weg heraus.«

Jeder Mensch empfindet aufgrund seiner eigenen Lebensgeschichte unterschiedliche Situationen und Erfahrungen als belastend. Da Belastungen uns aber häufig nicht bewusst sind, müssen wir zu verstehen suchen, durch welche Verhaltensweisen und Einstellungen wir die Erkrankung auch unbewusst unterstützen.

Der Verlauf der eigenen Erkrankung wird von betroffenen Menschen in unterschiedlichem Zusammenhang gesehen. So können Verschlechterungen wie vermehrter Durchfall, Darmbluten oder Bauchschmerzen vor oder nach Belastungen auftreten. Treten sie vor der Belastung auf, fühlen sich manche Betroffene traurig, verzweifelt und der Situation nicht gewachsen. Andere erzählen von zu vielen überraschenden Anforderungen und dem eigenen Anspruch, nicht zu versagen. Bei manchen können nach belastenden Situationen – wie etwa einem Autounfall – auch Wochen und Monate vergehen, bis es zu Verschlechterungen kommt.

Gemeinsam ist allen Situationen, dass wir unsere Gefühle nicht mit(anderen) teilen und ausdrücken können und der Darm diese Gefühle ausdrückt. Der Krankheitsverlauf ist davon abhängig, wie die ersten und auch die weiteren Hinweise Wahr- und Ernst genommen werden.

Besserungen im Krankheitsverlauf fasst Tinka ganz kurz zusammen: »Weniger Stress – mehr Ausgeglichenheit – weniger Symptome«.

Nach diesen Ausführungen kann der schulmedizinische Begriff »chronisch« – zur Beschreibung des biologischen Ausdrucks der Erkrankung – auch eine Anregung sein, neue Zusammenhänge des eigenen Krankseins ebenso kennen zu lernen wie mögliche Wege zur eigenen Gesundung.

Die Verdauungsorgane und ihre Funktionen

Die Verdauung dient der Aufspaltung der Nahrungsstoffe. Sie erfolgt auf mechanischem (Kauen, Darmbewegungen) und chemischem Wege. Dazu liefern bestimmte Drüsen (Speicheldrüsen, Magen, Bauchspeicheldrüse) ihre Verdauungssäfte.

Die Vorverdauung beginnt in Mund und Magen. Im Magen zersetzt der Magensaft den Eiweißanteil der Speisen. In den Zwölffingerdarm wird der Saft der Bauchspeicheldrüse abgesondert, der Kohlenhydrate, Eiweißstoffe und Fette aufspaltet (Erklärung der Nährstoffe, S. 132)

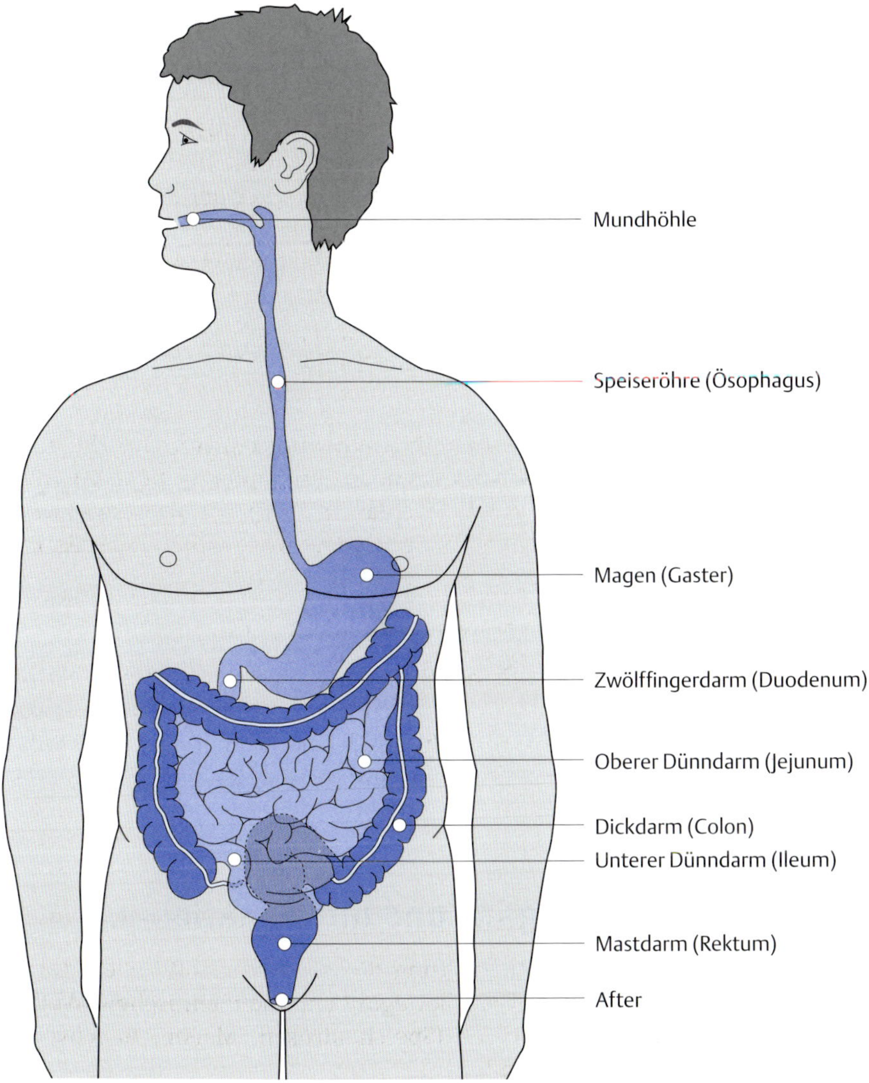

Abb. 3: Der Verdauungstrakt des Menschen

Im Zwölffingerdarm wird auch Galle abgesondert, die eine Fettverdauung ermöglicht. Die Endverdauung der Eiweißstoffe und Kohlenhydrate erfolgt im engsten Kontakt mit der Darmzelle und so können die aufgespaltenen Nährstoffe ins Blut aufgenommen werden.

Im oberen Dünndarm werden die aufgespaltenen Kohlenhydrate, Eiweißbausteine und Fette aufgenommen (resorbiert). Im Dickdarm werden Wasser und Mineralstoffe aufgenommen und der Stuhl so eingedickt. Wenn die Darmfunktionen durch eine Erkrankung beeinträchtigt sind, können bestimmte Stoffe im Blut fehlen.

Im Mastdarm wird der Stuhl gesammelt und dann durch den After abgegeben. Im Dickdarm befindet sich eine nützliche Bakterienflora. Ihre Zusammensetzung ist wichtig für die Stabilität der Abwehrkräfte im Darm. Stress und Belastungen wirken auf Magen und Darm. Weniger bekannt ist, dass durch die Darmbewegungen Energie frei wird und Aggressionen entladen werden können.

Kapitel 2

Persönliche Erlebens- und Verarbeitungsweisen

Im Folgenden sollen Betroffene zu Wort kommen, wie sie versuchen mit ihrer Krankheit zu leben. Vielleicht erleichtern diese Berichte, mit anderen über die eigene Situation zu reden und über das Verhältnis zur Krankheit nachzudenken. Die Berichte sollen also Mut machen, neue Wege zu erproben.

Je stärker wir von einer Erkrankung betroffen sind, umso bewusster sind uns die Folgen. Sie betreffen unser gesamtes Leben. Wir wissen nicht, was im Körper vor sich geht, haben Schmerzen oder Angst vor einer Verschlimmerung, beobachten uns intensiv selbst, sind energielos, unterliegen Stimmungsschwankungen, haben Beziehungskrisen. Wir sind dazu gezwungen, diese neuen Erfahrungen in unser Verständnis vom Leben aufzunehmen und einzuordnen. Wenn sie uns aber zu stark ängstigen und auf ungeliebte Einsichten hinweisen, verdrängen wir sie aus dem Bewusstsein. Das kann ein Schutz davor sein, sich infrage zu stellen. Wie wir mit uns umgehen, hat Einfluss auf den Krankheitsverlauf, auch wenn sich manchmal eine Eigendynamik entwickelt und die körperlichen Probleme in den Vordergrund treten.

Die innere Ablehnung der Erkrankung

»Dass ich selbst schwer krank sein könnte, das habe ich nie für möglich gehalten.«

Kranksein wird meist als ein Zustand begriffen, der nicht sein darf, und den der Betroffene möglichst schnell beseitigen lassen muss. Kranksein wird von uns selbst als Kontrollverlust über den eigenen Körper und seine Reaktionen, als Abhängigkeit oder auch Unterlegenheit erlebt.

Wie kommt es zur inneren Ablehnung der Erkrankung? Adrienne: »Ich habe schon vor dem Schub meinen Körper kaum wahrgenommen und wie eine Maschine behandelt. Ich habe ihn nur bemerkt, wenn etwas nicht stimmte.« Vor dem Schub bagatellisieren Betroffene häufig ihre Beschwerden wie Bauchschmerzen und Fieber und haben gleich eine Erklärung dafür: Es ist eben eine zu enge Hose, die drückt, oder eine Grippe, die Beschwerden bereitet.

Im Schub werden die Beschwerden oft als stark belastend erlebt. Tinka: »Die Erkrankung ist ein Störfaktor, da sie mich an vielen Aktivitäten hindert. Immer muss eine Toilette in Reichweite sein. Ich bin niedergeschlagen und traurig, da ich nicht mehr leistungsfähig bin.«

Schuldgefühle

Viele Betroffene versuchen sich immer wieder zu beweisen, dass sie trotz Durchfall und Bauchschmerzen genauso leistungsfähig wie die anderen Menschen sind. »Ich kann mir und meinem geschwächten Körper keine Ruhe geben.« Psychotherapeuten sprechen in diesem Zusammenhang von der »Krankheit«, nicht krank sein zu dürfen. Die starke Abhängigkeit von der eigenen Leistung und der Bestätigung durch andere Menschen weist auf die fragwürdige Idealisierung von Leistung in unserer Gesellschaft hin: Krankheit gilt als Schwäche und nicht als ein notwendiger Anpassungsprozess, wenn die Grenzen der eigenen Leistungsfähigkeit überschritten wurde. Zu der Angst, nicht mehr leistungsfähig zu sein, kommt die Angst anderen zur Last zu fallen.

Minderwertigkeitsgefühle

Hedwig (Morbus Crohn) äußert sich in der Zeit des Schubes: »Ich fühle mich nicht mehr attraktiv. Ich bin abgemagert, antriebslos und niedergeschlagen.« Lore sagt zu ihren Bauchschmerzen: »Mich quält der aufgeblähte Bauch, der mich äußerlich verunstaltet.« Verbunden mit einer Ablehnung von sich selbst sind immer starke Schamgefühle.

Schamgefühle

Hedwig erzählt: »Ich schäme mich wegen des Durchfalls und finde mich mit Fisteln ekelig. Da ich den Stuhl manchmal nicht halten kann, bin ich sehr zurückhaltend geworden.« In Zeiten stärkerer Betroffenheit sind erkrankte Menschen häufig in negativen Gedankengängen gefangen. Auch werden alte, unerfreuliche Erlebnisse aktualisiert. Sabine (Colitis ulcerosa): »In meiner Kindheit und später habe ich mich als Belastung empfunden. Ich kann mir keine Hilfe holen und habe Angst anderen lästig zu sein. Die Ungewissheit, ob es besser wird, lässt mich resignieren.« Die Art des Erlebens des Krankseins weist auf eigene Einstellungen und Werte hin. Die Erkrankung lehnen wir besonders dann ab, wenn sie mit dem Selbstbild nicht übereinstimmt.

Bei manchen der Betroffenen stehen weniger die Beschwerden als die Angst vor einem möglichen Schub oder der Verschlechterung ihrer Beschwerden im Vordergrund. Es ist sehr wichtig, die Bedeutung der Angst zu verstehen. Wird sie unterdrückt, dann besteht die Gefahr, dass sie untergründig weiterwirkt und die Beschwerden sich dadurch verschlimmern.

Wege zum Annehmen der Erkrankung

Die innere Ablehnung der Erkrankung kostet uns viel Kraft und isoliert uns von eigenen Gefühlen und anderen Menschen. Dadurch wird eine Heilung erschwert. Wir müssen die Erkrankung annehmen lernen. Auf dem Wege zum Annehmen der Erkrankung durchlaufen Betroffene verschiedene Phasen. Am Anfang stehen meist das Ignorieren von Schwäche und das Ankämpfen gegen die Beschwerden. Bei Verschlimmerungen entstehen Ängste. Längere Phasen von Krankheit gehen mit Wut, Traurigkeit und Niedergeschlagenheit einher. Allerdings stehen bei jedem Betroffenen unterschiedliche Erlebnisse und Gefühle im Vordergrund (Claudia Storz beschreibt in ihrem Roman »Jessica mit Konstruktionsfehlern« ihre Entwicklung).

Wovon ist der Weg zum Annehmen der Erkrankung abhängig?

Die Beeinträchtigung durch die Beschwerden

Lore, die seit längerer Zeit immer wieder von stärkeren Beschwerden betroffen ist: »Es geht auf und ab und wie beim Verlauf der Erkrankung gibt es Höhen und Tiefen.« Andere Betroffene, die glauben, ihre Erkrankung angenommen zu haben, berichten, dass sie bei Verschlimmerungen erneut Phasen der Ablehnung der Krankheit durchlaufen. Daraus wird verständlich, dass die Verarbeitung der Erkrankung bei vielen nie einen endgültigen Abschluss findet.

Der Umgang mit Krankheit und Beschwerden

Um die Erkrankung anzunehmen, muss der Betroffene die Krankheit als Teil des eigenen Lebens akzeptieren lernen. Claudia: »Für mich ist wichtig in Beziehungen zu sagen, dass ich krank bin. Ich erlebe, dass dadurch mein Wert sich nicht mindert. Andererseits muss ich aufpassen, mich nicht über Krankheit zu definieren und sie als Ausrede zu gebrauchen.«

Hier wird deutlich, dass Krankheit immer zwei Seiten hat: Einerseits erhalten wir durch sie Hinweise, wie wir mit uns umgehen. So verstanden ist sie eine Leistung unseres Körpers, um uns an bestimmte Bedingungen anzupassen und etwa Wünsche nach Ruhe und Zuwendung zu erfüllen. Auf der anderen Seite halten wir an Krankheit fest, wenn wir unsere Wünsche nicht im täglichen Leben verwirklichen lernen. Sich über Krankheit zu definierten ist auf Dauer genauso schädlich wie gegen sie anzukämpfen.

Gefühle wahrnehmen und das Selbstbild ändern

Im Verlaufe der Erkrankung entsteht die Frage »Warum bin gerade ich erkrankt?« Dadurch treten in ihrer Intensität neue Gefühle in den Vordergrund. Viele berichten von Traurigkeit über die Erkrankung, über eine Operation, die Narben hinterlassen hat, Traurigkeit über den eigenen Körper, der nicht mehr so wie früher ist. Hedwig: »Ich habe nicht diesen Idealkörper, wie ich ihn mir immer gewünscht habe. Zu meiner Traurigkeit darüber habe ich erkannt, dass wir uns alle danach bewerten, wie toll und attraktiv wir aussehen.« Wer der Frage »Warum ich?« nachgeht, wird auch auf seine Wut stoßen. Norbert (Morbus Crohn): »Ich hab nie gedacht, dass in mir so viel Wut gegen mich und die Umgebung steckt. Langsam akzeptiere ich, dass ich nicht mehr so wie früher bin.«

Auf dem Wege zum Annehmen der Erkrankung werden sich manche Betroffene ihrer Ängste bewusst. Hedwig: »Lange Zeit habe ich so gelebt, als ob mir niemand etwas anhaben könnte. Es ist wichtig mir zuzugestehen, dass ich Angst habe Angst allein gelassen zu werden und allein zu bleiben. Diese Erkenntnis hat mich offener gemacht.«

Der Umgang mit der Vergangenheit

Zum Annehmen der Krankheit gehört neben dem Wahrnehmen von Gefühlen auch die Suche nach den Gründen. Wichtig ist es dabei, mit der

Schuldzuweisung gegen sich und andere aufzuhören. Der Ausgangspunkt für eine Frucht bringende Beschäftigung muss das Aussöhnen mit der Vergangenheit sein und das In-die-Hand-Nehmen des jetzt stattfindenden Lebens.

Reaktionen und Hilfen anderer Menschen

Sich selbst annehmen und damit auch die eigene Vergangenheit braucht Zeit. Dabei können die gesellschaftliche Isolierung und Reaktionen anderer Menschen hinderlich wirken. Diese Skepsis drückt Marens (Morbus Crohn) Frage aus: »Wenn ich mich ändere, bleibt immer noch die Ungewissheit, wie die Umgebung reagiert.« Was hat geholfen, die Erkrankung zu verarbeiten? Die meisten Betroffenen nennen hier an erster Stelle Verständnis. Das bewusstere Wahrnehmen von Gefühlen eröffnet den Kontakt zu anderen Menschen. Betroffene benennen etwa: Verständnisvolle Angehörige und Freunde, Erfahrungen in einer Psychotherapie, Informationen von Ärzten oder einen Erfahrungs- und Informationsaustausch mit ebenso betroffenen Menschen.

Die Antworten von zwei Selbsthilfegruppenmitgliedern sollen hier an den Schluss gestellt werden. Kathrin (Colitis ulcerosa): »Geholfen haben Informationen und mein Wissen, dass es anderen genauso schlecht gegangen ist und sie sich erholt haben. Dadurch habe ich begriffen, dass ich mir selbst helfen kann.« Petra (Morbus Crohn): »Seit ich mir verhältnismäßig sicher bin, dass die Erkrankung zwar unangenehm, aber nicht lebensbedrohlich ist, bin ich ruhiger.«

Beziehungen zu Angehörigen und Freunden ändern sich

Wir leben alle in einem Beziehungsgeflecht. Wenn einer erkrankt, machen alle neue Erfahrungen und ändern ihr Verhalten: Der/die Betroffene, der/die Partner/in, Kinder, Eltern und Freunde/Freundinnen.

Auseinander leben von Betroffenen und Freunden

Die Krankheit bringt meist einen innerlichen Rückzug bei Betroffenen und Freunden mit sich. Bernhard (Colitis ulcerosa): »Alte Freunde reagieren verständnislos. Ich solle mich zusammenreißen und nicht stets an die Krankheit denken.« Tinka: »Die meisten wollen nicht wahrhaben und glauben, dass ich krank bin. Nur wenige können sich darauf einlassen und mir zuhören.« So können Freundschaften keinen Bestand mehr haben. Meist braucht es Zeit, neue Freunde zu finden.

Die Beziehung zum Partner ändert sich

Durch das Erleben der Krankheit entstehen beim Angehörigen neue Gefühle. Hans, Partner von Elke (Morbus Crohn): »Ich kannte meine Frau damals erst ein Jahr, als sie erkrankte. Sie war in ihren Stimmungen sehr wechselhaft und ich konnte ihr nichts recht machen. Ich war traurig darüber und hatte Angst, dass die Beziehung in die Brüche gehen könnte. Doch darüber konnte ich nicht reden.« Während Hans sich zurückzieht, löst bei Peter, dem Freund von Gertrud (Colitis ulcerosa), deren Verhalten Wut aus: »Gertrud ging trotz Schub unwahrscheinlich hart mich sich um. Ich konnte das nicht ertragen und wurde ihr gegenüber sehr aggressiv.«

Da wir in einem vielfältigen Beziehungsgeflecht leben, ist es wichtig, über die Auswirkungen der Erkrankung zu reden und Empfindungen und Eindrücke zu äußern.

Im Umgang miteinander geht es besonders um ein Gleichgewicht zwischen Hilfe fordern und annehmen können auf Seiten des Betroffenen und Hilfe geben zu können, ohne zu entmündigen, auf der Seite des Partners. Astrid: »Nach meiner Erkrankung habe ich geheiratet. Als sich dann mein Mann nur für mich aufopferte, wurde ich immer mehr krank. Als ich merkte, dass ich mit der Zeit immer weniger konnte, mein Mann aber sein Verhalten nicht änderte, da haben wir uns getrennt.« Diese Verhaltensweise mag für viele unverständlich sein, die sich allein als Erkrankte sehen, die Hilfe brauchen. Zu viel Rücksicht und übermäßiges Behüten können die Hilflosigkeit und Passivität des Betroffenen verstärken.

Aber auch der gesunde Partner darf sein selbstständiges Leben nicht aufgeben. Ich erinnere mich an eine Mutter, die ihren 20-jährigen Sohn seit Monaten am Krankenbett versorgte, sich dabei aber so zurückstellte, dass sie 30 Pfund an Gewicht verlor.

Der Umgang mit Hilfe weist beide Partner darauf hin, welche Erfahrungen der Einzelne mit Abhängigkeit in seinem Leben gemacht hat und wie weit daraus die eigene Selbstständigkeit wachsen konnte.

Die Krankheit bewältigen

Im Verlauf der Erkrankung tritt oft die Frage auf, wie sich die Partner selbst und gegenseitig ertragen können. Zu mir sagte eine Freundin im letzten Schub vor acht Jahren, dass sie es nicht ertragen könne, wie ich leide, und sie immer die Starke sein müsse. Das hat mich stark getroffen. So kam es auch zur Beendigung der Beziehung.

Im Verlauf einer Beziehung ist es zeitweise nötig, sich besonders mit eigenen und gegenseitigen Idealen auseinander zu setzen. Betroffene fürchten häufig, wegen ihrer gegenwärtigen Krankheitserscheinungen abgelehnt zu werden. Eine betroffene Frau sagte dazu, dass sie viel Zeit brauchte, um sich überhaupt einem neuen Partner zuzumuten. Frauke: »Ich bin in meiner Partnerschaft offener geworden. So wie ich mit mir umgehe, so reagieren die Menschen um mich herum.« Für Angehörige ist wichtig, nicht immer »richtig« im Umgang mit dem Betroffenen reagieren zu wollen, sondern zu sich stehen zu lernen und die eigenen Gefühle auszudrücken.

Für manche Partner ist die Bewältigung von Krankheit eine Chance, da sie eine Weiterentwicklung ermöglicht. Lore: »Mein Mann hat mir geholfen, die Erkrankung zu verarbeiten und anzunehmen. Er nahm den Durchfall mit all den unappetitlichen Nebenerscheinungen als selbstverständlich hin und hatte viel Verständnis für mich.« Corinna: »Mein Freund hat unheimlich viel Angst um mich. Zeitweise wirkt seine Angst auf mich lähmend und einengend. Insgesamt ist er aber fürsorglich, und ich kann mit ihm über alles reden. Daran ist unsere Partnerschaft gewachsen.«

Änderungen in Schule und Beruf

Die Erkrankung kann die Ausbildung in Schule und Beruf einschränken oder verzögern. Norbert: »Als ich krank wurde, ging ich noch zur Schule. Ich musste eine Klasse wiederholen und verlor dadurch meine Freunde.« Auch die Ausübung des Berufs kann beeinträchtigt oder unterbrochen werden. Eine Betroffene, die ein kleines Geschäft geführt hatte: »Es war belastend, als Verdienstquelle auszufallen und mich als Belastung für die Familie zu sehen.« Meist bringt die Erkrankung erst einmal eine Entlastung von zu hohen Anforderungen. Auf der anderen Seite können neue Belastungen entstehen durch die Isolierung von bisherigen Kollegen und Freunden oder durch die Angst vor Arbeitslosigkeit.

Wenn der Betroffene nach einer Krankheitsphase an seinen Arbeitsplatz zurückkehrt, entstehen manchmal erneut Probleme. Christof: »Als ich aus der Klinik zurückkam, wurde ich als Springer eingesetzt. Ich musste immer da aushelfen, wo jemand fehlte. Da bin ich untergegangen und war nur noch krank.«

Jeder Betroffene muss selbst entscheiden, ob er die Belastungen im Beruf ertragen will. Andere Möglichkeiten sind: Eine Halbtagsstelle suchen, den Beruf wechseln, eine Rente wegen Berufs- oder Erwerbsunfähigkeit beantragen oder sich arbeitslos zu melden. Manchmal kann man sich dann besser auskurieren.

Arbeitsplatzsuche

Über einen Rechtsanwalt habe ich zum Einstellungsgespräch und Personalfragebogen folgende Informationen erhalten: Fragen nach früheren Erkrankungen sind nur beschränkt zulässig, da sie einen Eingriff in die Intimsphäre bedeuten. Zulässig sind sie nur insoweit, wie an ihrer Beantwortung ein Interesse für den Betrieb und die Arbeitsleistung besteht. Zulässig ist die Frage: »Waren Sie in den letzten beiden Jahren wegen einer schwer wiegenden, chronischen Erkrankung, die Einfluss auf die vorgesehene Arbeitsleistung haben könnte, arbeitsunfähig krank?« Nur in sehr ernsten Fällen mit einer Prognose weiterer Schübe könnte auch ohne Nachfrage eine Offenbarungspflicht des Arbeitnehmers bestehen. Eine Anfechtung des Arbeitsvertrages durch den Arbeitgeber ist möglich, wenn der Arbeitnehmer die Frage bewusst falsch beantwortet hat. Da sich die Rechtsprechung auf die Krankheitsprognose zurzeit der Einstellung bezieht, kann man sich durch ein Gutachten eines Arztes absichern.

Problematisch ist, dass es für erkrankte Menschen zu wenig Halbtagsstellen gibt. Sie sind für Arbeitgeber nicht genügend profitabel. Darum sind erkrankte Menschen ebenso wie Behinderte benachteiligt. Die Gesetze leisten diesem Missstand Vorschub.

Die Beantragung von Berufs- oder Erwerbsunfähigkeitsrente bedeutet bis zur Durchsetzung häufig nicht nur einen äußeren Kampf. Christof: »Es war eine unheimliche Überwindung, einen Rentenantrag zu stellen. Ich fühlte mich ausgeschlossen und zum alten Eisen gehörig.«

Die meisten Menschen halten aber ihre Arbeitsfähigkeit aufrecht. Für sie ist es besonders wichtig, einer regelmäßigen Beschäftigung nachzugehen: »Ich brauche die Arbeit und das Gefühl, gebraucht zu werden.«

Aber auch diese positive Einstellung kann ins krankheitsfördernde Gegenteil umschlagen. Um sich selbst und anderen zu beweisen, dass man doch alles kann, gehen einige Betroffene sehr hart mit sich um. Astrid: »Als Lehrerin wollte ich nicht zu erkennen geben, dass ich krank bin. Das habe ich erkauft durch ganz frühes Aufstehen. Ich habe lieber eine Aufgabe mehr übernommen, um zu demonstrieren, dass ich alles doch kann.«

Schwangerschaft – und was damit zusammenhängt

Durch eine Schwangerschaft und die Geburt eines Kindes verändert sich die gesamte Lebenssituation der Eltern. So wissen beide Partner vorher nicht, wie sie mit ihren neuen Rollen als Vater und Mutter zurechtkommen.

Belastungen entstehen, wenn ungeklärte Fragen und Ängste im Zusammenhang von Krankheit und Schwangerschaft bestehen. Uta: »Auf meine Frage, ob das Kind von der Erkrankung betroffen sein kann, erfuhr ich von meinem Arzt, dass die Darmerkrankung keine negativen Auswirkungen auf das Kind haben muss. Ich soll möglichst nicht im akuten Schub, bei starkem Untergewicht oder ausgedehnten Fisteln schwanger werden, da ich dann ja auch viele Medikamente zu mir nehme.«

Um Belastungen frühzeitig zu erkennen, können sich die Partner, etwa in einem Gespräch, über den Stellenwert ihres Kinderwunsches bewusster werden: Warum möchte ich ein Kind? Warum möchten wir ein Kind? Kinder, die aus Enttäuschungen in Beziehungen gewollt werden, bringen Probleme, wenn sie sich selbstständig machen. Bestimmte Einstellungen führen zu Konflikten mit dem Partner.

Katrin, die in einer Pause ihrer beruflichen Karriere ein Kind wollte, hatte nicht bedacht, dass der Wechsel vom Beruf in die Mutterrolle so tief greifende Konsequenzen hat: »Ich war mit dem winzigen Baby total überfordert und dabei verschlimmerte sich die Erkrankung.«

Tanja: »Die Geburt und die Zeit danach sind eine unheimliche körperliche Anstrengung, besonders, wenn man nicht gesund ist.«

Zu klären ist zwischen den Partnern, wie Haus-, Kinder- und Erwerbsarbeit aufgeteilt werden können. Das Kind weist die Eltern immer wieder auf den Umgang mit sich selbst hin. So erlebe ich seit vier Jahren als Vater und Mann meine Wünsche nach Abgrenzung und Nähe, die ich mir bewusst machen muss. Für andere betroffene Frauen und Männer ist vor der Geburt das Gefühl wichtig, sich Hilfe holen zu können.

Helen: »Sehr wichtig für eine Frau, die ein Kind bekommen will, ist, sich ausreichend zu informieren und einen Zeitpunkt zu wählen, wo sie sich innen drin ganz sicher fühlt, dass sie es schaffen wird. Die eigenen Blutwerte zu kennen und zu verstehen, kann eine Hilfe sein. Aber wichtig ist, sich selbst ganz sicher zu sein.«

Wenn während der Schwangerschaft körperliche, seelische, soziale Schwierigkeiten, Fragen oder Ängste auftreten, sollte die Betroffene versuchen, sich Sicherheit und Verständnis von ihrem Arzt zu holen. Selbst bei schweren Krankheitsverläufen kann die Frau mit Hilfe von Medikamenten oder Sondenernährung ein gesundes Kind zur Welt bringen.

Leben mit dem künstlichen Darmausgang

Wenn aufgrund von Morbus Crohn oder Colitis ulcerosa größere Darmabschnitte entfernt werden, muss manchmal auch ein künstlicher Darmausgang (= Stoma) angelegt werden. Für die meisten Betroffenen ist die Vorstellung mit einem Stoma leben zu müssen dramatisch. Ablehnung, Vorurteile, Zweifel und die immer wiederkehrende Frage »Warum gerade ich?« steigern Ängste oder Unsicherheiten, die sowieso schon vor einer Operation bestehen.

Information hilft

Da hilft nur, sich informieren und aufklären lassen, wie es sich mit einem Stoma lebt. Aus eigener Erfahrung weiß ich, dass die Schmerzen,

Beschwerden und Einschränkungen, die man aufgrund einer chronisch entzündlichen Darmerkrankung erleiden muss, um ein Vielfaches schlimmer sind als ein künstlicher Darmausgang. Wer sich wochen-, monate- oder gar jahrelang mit Fisteln, Stenosen, blutigen Durchfällen und der ständigen Panik, das nächste WC nicht zu erreichen herumgeschlagen hat, der wird das Stoma als wahren Segen erleben! Ungläubigen kann ich nur entgegen halten, dass ich schon einige Tage nach der Stomaanlage schmerzfrei war – ein Zustand, den ich schon gar nicht mehr gekannt hatte!

Natürlich geht es nicht jedem Patienten gleich. Ganz entscheidend für die Akzeptanz des Stomas ist der vorherige Leidensdruck. Für Menschen, die ohne große Beschwerden mit der Notwendigkeit einer Stomaanlage konfrontiert werden (z. B. aufgrund eines möglichen Krebsrisikos nach jahrzehntelangem Krankheitsgeschehen), bedeutet die Operation eine vermeintliche Verschlechterung ihrer Situation. Wer dagegen stark unter seinen Krankheitssymptomen leidet, kann das Stoma nachher leichter akzeptieren. Von vielen Stomaträgern habe ich nachher gehört: »Wenn ich gewusst hätte, wie gut man mit Stoma leben kann, hätte ich mich früher operieren lassen!«.

Ich war 29 Jahre alt, als ich mein Stoma bekam. Damals haben sich mir Fragen zum Thema Partnerschaft, Schwangerschaft, Studium und Beruf aufgedrängt. Rückblickend kann ich behaupten, dass es sicher nicht einfach ist, das Leben mit dem Stoma zu bewältigen, aber im Vergleich zu meinem Leben mit Crohnbeschwerden ist ganz schnell wieder Lebensqualität und Lebensfreude eingekehrt – was sich positiv auf meine ganze Lebensgestaltung und -planung ausgewirkt hat!

Es gibt fast nichts, was man mit Stoma nicht tun kann!

Um den letzten Zweiflern Mut zum Stoma zu machen: Es gibt fast nichts, was man mit Stoma (ob Dünn- oder Dickdarmausgang) nicht machen kann. Die einzigen Einschränkungen betreffen anstrengende körperliche Tätigkeiten wie schwer heben oder bestimmte Sportarten wie z. B. Turnen am Reck (doch wer denkt als Crohn/Colitis-Betroffener schon an so was!). Ansonsten kann man – eine sichere Stomaversorgung vorausgesetzt – unbeschwert schwimmen, Rad fahren, reisen, in die Sauna gehen, fast alles essen, ein schmerzfreies und lustvolles Liebesleben haben, Kinder bekommen, berufstätig ohne ständige Ausfallzeiten sein, Berge besteigen und joggen (auch wenn keine Bäume in der Nähe sind), Stadtbummel machen, Skifahren (ohne ständiges Herausschälen aus dem Overall) usw.

Wichtig für ein gutes Leben mit dem Stoma ist eine optimale Stomaanlage und -versorgung. Hierzu sollten entsprechende Voraussetzungen geschaffen werden, indem zusammen mit dem Chirurgen und der Stomatherapeutin die ideale Position am Bauch (im Stehen, Liegen und Sitzen) ausgesucht wird. Dank der heutigen modernen Versorgungssysteme kann jeder Stomaträger die für ihn passende Versorgung finden. Wer Informationen zum Thema Stoma und Erfahrungsaustausch mit Betroffenen sucht, der kann sich an die Deutsche ILCO (s. Anhang) wenden.

Kapitel 3

Die Suche nach den Zusammenhängen der Erkrankung mit dem Leben

Jeder Mensch hat eine individuelle Lebensgeschichte und lebt innerhalb seiner ganz individuellen Beziehungen. Daher muss die Suche subjektiv sein, also eine ganz persönliche Forschung, nur bezogen auf den jeweiligen Menschen. Fragen dazu lassen sich grundsätzlich aus zwei Blickwinkeln stellen.

Die Frage nach der Vergangenheit

Wodurch bin ich krank geworden? Hier berichten Betroffene etwa von belastenden Erlebnissen oder Zuständen in Kindheit, Jugend oder Erwachsenenalter. Dafür werden dann die Eltern, die eigene Unzulänglichkeit oder die Gesellschaft verantwortlich gemacht. Betroffene, die ihre Vergangenheit analysieren, lernen sich als Opfer bestimmter Bedingungen und Strukturen kennen.

Die Frage nach der Gegenwart

Inwieweit bin ich am Entstehen der Erkrankung beteiligt? Wer dieser Frage nachgeht, der erkennt die individuelle Bedeutung der Erkrankung an. Sie weist den Einzelnen auf nicht gelebte Ausdrucksmöglichkeiten hin. So verstanden ist sie nicht nur ein Übel, sondern kann auch ein Weg zur Entfaltung der eigenen Persönlichkeit sein. Denn der Betroffene begreift sich auch als Gestalter des eigenen Schicksals. In diesem Zusammenhang sind Schuldzuweisungen hinderlich, da sie erschweren, nicht verwirklichte Teile von sich kennen zu lernen und sich mit ihnen auszusöhnen.

Beide Sichtweisen sind nötig und ergänzen einander. Auf den folgenden Seiten sollen die Antworten von Betroffenen, vornehmlich aus unserer Selbsthilfegruppe, vorgestellt werden. Da diese Zusammenhänge häufig unbewusst sind und Antworten den Einzelnen ängstigen, nehmen manche Gruppenmitglieder psychotherapeutische Hilfe in Anspruch.

Hat uns die Umwelt krank gemacht?

Wir leben ständig in Wechselwirkung mit unserer Umwelt: Luft, die wir atmen, Nahrung, die wir essen, Menschen, mit denen wir zu Hause, in Schule oder Beruf umgehen. Dadurch ist es wichtig, solche Einflüsse zu erkennen und abzuwehren, die direkt oder indirekt krankmachend wirken können.

Direkte Schadstoffe

Betroffene berichten von Schadstoffen in der Nahrung (Zucker oder auch zu viele Konservierungsstoffe) sowie von Nahrungsmittelallergien, von Medikamenten wie Paracematol oder auch von Östrogenen in ›Anti-Baby‹-Pillen.

Bei dieser Aufzählung will ich betonen, dass bei der Bewertung von Schadstoffen neben wissenschaftlichen Ergebnissen auch eigene Erfahrungen berücksichtigt werden müssen. Eine Betroffene sagt dazu: »Ich nehme die Anti-Baby-Pille erst einmal weiter, da mir die Sicherheit der Schwangerschaftsverhütung wichtig ist.« (Zu schädigenden Ernährungsgewohnheiten, S. 46.)

Indirekte Schadstoffe

Hier berichten Betroffene besonders von krankmachenden gesellschaftlichen Normen, von unpersönlichen Arbeits- und Lebensverhältnissen. Dabei können die gesellschaftliche Überbetonung von Leistungs-, Konkurrenz- und auch Konsumfähigkeit, die Tabuisierung von Krankheit und anderen abweichenden Verhaltensweisen ebenso wie das negative Verständnis des Körpers als Maschine beim Einzelnen zu einer Entfremdung von den eigenen Bedürfnissen und somit zur Belastung und schließlich zur Krankheit führen. Daher halte ich es für wichtig, sich die gesellschaftliche Seite des Lebensproblems immer auch bewusst zu machen.

Die Suche nach krankmachenden Umweltfaktoren lässt die Frage offen, inwieweit der Einzelne an der Gestaltung dieser Bedingungen beteiligt ist. Die Wechselwirkungen sollen in den nächsten Kapiteln mit berücksichtigt werden.

Haben wir eine psychosomatische Erkrankung?

Die in der Praxis der Medizin übliche Aufteilung in körperliche (= somatische) und auf der anderen Seite psychosomatische Erkrankungen halte ich für überholt. Neuere wissenschaftliche Erkenntnisse zeigen, dass an Entstehung und Verlauf der meisten Erkrankung körperliche, seelische (= psychische), geistige und soziale (mitmenschliche, gesellschaftliche) Bedingungen beteiligt sind (= sozio-psychosomatische Erkrankungen). In diesem Zusammenhang habe ich Kritik an der psychosomatischen Forschung geübt, wenn hier Tabellen über Persönlichkeitsmerkmale veröffentlicht werden, ohne die Lebensgeschichte der Betroffenen zu berücksichtigen.

Die Suche nach psychischen Ursachen ist bei Betroffenen häufig mit Ablehnung verbunden, da sich der Einzelne in eine Schublade mit der Aufschrift »auffällig« und »unnormal« gesteckt fühlt. Allein das Wort Ursache steht in enger Beziehung zum Wort Schuld. Das ist entwürdigend. Es setzt voraus, dass man etwas hätte verändern können. Dieses negative Verständnis von Psychosomatik hat es mir erschwert, zu erkennen, dass ich selbst etwas verändern und mir Hilfe holen kann.

Die eigene Vergangenheit

In der Gegenwart leben wir das, was wir gestern (früher) erfahren und gelernt haben. Indem Einzelne unserer Gruppe ihre Lebensgeschichte erzählen, können sie sich selbst in ihren Handlungen verstehen lernen. Die eigene Vergangenheit verstehen und annehmen zu lernen heißt, selbstbewusster zu werden.

Die einzelnen Teilnehmer erzählen von ganz individuellen Erfahrungen, Erlebnissen, Verhaltensweisen, die nur im Zusammenhang mit ihrer Lebensgeschichte zu verstehen sind. Zwei Betroffene ziehen Verbindungen zwischen ihrer jetzigen Umgehensweise mit Belastungen und ihrer Kindheit. Die Beispiele sollen lediglich als Denkanstoß dienen, die eigene Krankheit anzuschauen und die Vergangenheit annehmen zu lernen.

Sabine: »Meine Mutter hat mich schon während der Schwangerschaft abgelehnt. Sie hatte Hassgefühle, dass sie wieder schwanger war. Ich war eine Frühgeburt, wog nur 2 1/2 Pfund und war ein Vierteljahr im Brutkasten. Meine Mutter mochte mich schon körperlich nicht anfassen, da ich so zerbrechlich war. Ich habe einen zwei Jahre älteren Bruder. Er war erwünscht und der Sonnenschein der Familie. Ich wuchs in seinem Schatten auf und litt unter Ängsten und Minderwertigkeitsgefühlen. Mein Körper ist heute noch das Ventil für nicht verarbeitete Erlebnisse und Gefühle.«

Mir selbst fällt schwer, in konflikthaften Situationen Gefühle von Angst, Trauer oder Wut wahrzunehmen und zu äußern. Zurückgehaltene Gefühle aber führen zu Belastungen und greifen den Körper an. In Gruppen lerne ich mich auszudrücken und verstehen. Geholfen haben mir auch Gespräche mit meiner Mutter, in denen sie mir erzählte, was sie geprägt hat: Bestimmte Umgangsweisen in der Beziehung ihrer Eltern, die Übernahme bestimmter Werte und Normen, Erfahrungen in der Beziehung zu meinem mittlerweile verstorbenen Vater. Auf diese Weise lerne ich meine Lebensgeschichte verstehen und anzunehmen.

Fragen

Wie haben wir das Dreiecksverhältnis zwischen uns zu den Eltern und zwischen ihnen erfahren? Wie erleben wir sie und diese Beziehungen heute? Wieweit sehen wir uns als Produkt dieser Erfahrungen?

Betroffene erzählen, dass zurzeit ihres ersten Schubes unterschiedliche Belastungen und Konflikte in Schule, Beruf, Familie und Freundeskreis zusammenkamen. Doris berichtet von Sterbefällen in ihrer Familie und fährt dann fort: »Auslöser des ersten Schubes war ein Satz meines Mannes, der immer mehr in meinen Gedanken an Gewicht gewann, sodass ich schlecht einschlafen konnte und nachts aufstand. Am Tage war mir übel. Ich hatte wochenlang Sodbrennen. Sprechen konnte ich darüber nicht, und wenn, dann nur unter Tränen, und die Reaktion meines Mannes war: ›Du tüdelst ja.‹.« Die Erkrankungen und andere Symptome treten oft auf, wenn wir einen Konflikt nicht mehr, etwa durch Nachdenken und intellektuelle Leistung, lösen können.

In Gesprächen entdecken wir Ähnlichkeiten

Wir können schwer zu unserer Verletzlichkeit, unserer Schwäche und Angst stehen, achten zu wenig unseren inneren Wert und unseren

Körper, orientieren uns nach verinnerlichten Normen und Erwartungen anderer (etwa in Bezug auf Leistung und Anerkennung), die wir selbst nicht erfüllen können. Lore sagt nach einem Jahr Teilnahme an der Selbsthilfegruppe: »Meine innere Strukturierung ist geblieben, aber ich kann daran arbeiten.«

Beim Erzählen der eigenen Lebensgeschichte geht es weniger um das »Warum« als um das »Wie«: Wie lebe ich jetzt? Kann ich verstehen, was mich krank macht? Kann ich neue Wege des Miteinanderumgehens eröffnen?

Welche Bedeutung haben die Symptome?

Im akuten Schub sind die Beschwerden eine Belastung, die wir möglichst schnell loswerden wollen. Wenn sie sich bessern und wir sie in gewisser Weise kontrollieren können, können wir uns mit den Fragen beschäftigen: Was hat uns in diesen Zustand gebracht? Welche Bedeutung haben die Symptome? Wie deuten wir sie? Melanie (Colitis) erzählt ein Jahr nach ihrem ersten Schub: »Ich war in einer Dreierkiste, als ich meinen neuen Freund kennen lernte. Ein halbes Jahr brauchte ich Zeit, mich zu entscheiden. Da traten die Blutungen auf. Ich vermute bei mir bestimmte Zwänge und Erwartungen an mich und die Umwelt. Durch eine Gruppentherapie mit Frauen hoffe ich, mehr darüber herauszubekommen.«

Ich selbst habe während meines letzten Schubes im Psychologiestudium Entspannungs- und Visualisierungsübungen kennen gelernt. Bewusste

INFO

Tagebuch

Zusammenhänge lassen sich leichter erkennen, wenn man über seine Erfahrungen ein Tagebuch führt. Im Tagebuch können verschiedene Symptome in ihrem Verlauf beobachtet werden, wie Müdigkeit, Magensäuern, Kopfschmerz, Verspannungen, Darmschmerzen, -grummeln, Erkältung, Verschnupftsein. Der Zusammenhang von körperlichem Befinden und äußeren Ereignissen weist uns möglicherweise auf das Problem hin.

Entspannung bietet eine Möglichkeit, sich zu besinnen und Handlungsmuster zu erkennen. Eine gewisse Distanzierung erleichtert zu fragen: Welche Erfahrungen belasten mich im täglichen Leben und führen zu einer Verschlimmerung/Verbesserung der Beschwerden?

In der Selbsthilfegruppe können wir die Bedeutung der Symptome verstehen lernen. Hartwig: »Ich war immer in Aktion, konnte nicht einfach ruhig dasitzen und zufrieden sein. Die Erkrankung gibt mir die Erlaubnis, mir Ruhe zu gönnen und schwach zu sein.« Adrienne (im Schub): »Ich habe nie gedacht, dass ich Angst habe. Jetzt leide ich unter Lebens- und Zukunftsängsten.« Lore sieht die Erkrankung wie Melanie im Zusammenhang mit dem Aufschieben einer Entscheidung: »Die Erkrankung zwang mich dazu, zu Hause zu bleiben und warf mich auf mich selbst zurück.«

Für jeden Menschen hat die Darmerkrankung eine andere Bedeutung. Oft haben die Beschwerden die Funktion einer Notbremse, mit der man unbewusst Schonung und Zeit zum Verharren erhält. Dabei geht es um unlösbare Konflikte. Die Zusammenhänge sind immer individuell unterschiedlich. Bedrohlich sind die Ereignisse aufgrund der Konfrontation mit eigenen inneren Ansprüchen und äußeren Gegebenheiten, etwa der Angst, sich in Leistungssituationen anderen Menschen nicht anvertrauen zu können.

Betroffene entdecken auch Zusammenhänge, die liebens- und bewundernswert an der eigenen Krankheit sind. Claudia, bei der vor einem Jahr ein großer Teil des Dickdarms entfernt wurde: »Durch die Erlebnisse bei der Operation, der Narkose und der langen Zeit des Liegens bin ich zur Besinnung gekommen. Irgendwie bin ich früher an Wesentlichem vorbeigegangen. Ich bin aufmerksamer für Selbstverständlichkeiten und erlebe Beziehungen intensiver. Ich liebe meine Krankheit, da sie mich gesund hält. Durch sie entdeckte ich andere Werte von Schönheit und Attraktivität, wie etwa Ausgeglichenheit und Lebenslust.« Krankheit kann zu einer erweiterten Selbsterfahrung verhelfen. Sie ist eine Anpassungsleistung des Körpers an veränderte Bedingungen.

Wichtig ist, das gesamte Leben anzuschauen. Eine Erkrankung hat eine Bedeutung in Bezug auf meine Einstellung und Überzeugung von mir, zu Menschen in privater und öffentlicher Umgebung. Hedwig: »In der Gruppe kann ich festhalten, wie ich reagiere, und sehen, wie andere Menschen auf die gleiche Situation anders reagieren. Ich kann neue Handlungsmöglichkeiten kennen lernen und versuchen, kleine Schritte zu gehen: Etwa Rücksicht auf mich nehmen, nicht immer ans Telefon gehen, wenn mir nicht danach zumute ist.«

Wodurch halte ich die Erkrankung aufrecht?

Abschließend möchte ich einige Fragen stellen. Sie sollen den Betroffenen zum Nachdenken über sein Verhalten und seine Lebensführung anregen und ein Gespräch mit dem Partner, mit Freunden oder in der Selbsthilfegruppe erleichtern:

Wodurch stärke / Wodurch schwäche ich meine Lebens- und Abwehrkräfte?

Krankheit

Kann ich Krankheit als Teil meines Lebens akzeptieren? Was habe ich durch sie Neues erfahren? Lehne ich die Krankheit ab und möchte alles so weitermachen wie in der Zeit ohne sie?

Grenzen

Nehme ich die durch die Krankheit veränderten Grenzen wahr? Kann ich mir Erholung gönnen und mich schonen? Durch welches Verhalten schaffe ich mir neue Belastungen?

Körperwahrnehmung

Wie spüre ich Belastungen? Lasse ich mich in belastenden Situationen von meiner Körperwahrnehmung leiten?

Bedürfnisse

Nehme ich meine Bedürfnisse nach Entspannung, nach gesunder Ernährung, nach Bewegung, nach Nähe, nach Distanz wahr? Kann ich sie ausdrücken?

Gefühle

Kenne ich bei mir Gefühle von Angst, Trauer, Wut, Liebe und Freude? Kann ich sie ausdrücken?

Widersprüchliche Gefühle

Kenne ich widersprüchliche Gefühle gegenüber einem Menschen oder einem Ereignis? Kann ich die Gefühle aushalten oder ausdrücken?

Anforderungen

Welche Anforderungen vonseiten anderer Menschen führen bei mir zu Belastungen? Kann ich sagen, wenn ich mit etwas nicht einverstanden bin?

Erwartungen

Was erwarte ich in belastenden Situationen von mir? Was erwarte ich von anderen Menschen? Wie gehe ich mit einander widersprechenden Erwartungen / Anforderungen um?

Harmonie

Kann ich Harmonie in einer Beziehung aushalten? Kenne ich bei mir nicht-harmonische / gegensätzliche Empfindungen? Kann ich sie ausdrücken?

Zurückhaltung

Halte ich mich in Beziehungen zu anderen Menschen zurück? In wieweit tue ich mir dadurch Gutes? In wieweit gestatte ich dadurch anderen, für mich zu entscheiden?

Verantwortung

Kann ich Verantwortung für mich und meine Situation übernehmen, In welchen Situationen will ich sie/In welchen Situationen will ich sie nicht übernehmen? Wo will ich sie mir nicht wegnehmen lassen und mehr Mitsprache fordern?

Hilfe

Kann ich mir zugestehen, nicht alles allein zu schaffen? Kann ich zu meiner Schwäche und Hilflosigkeit stehen? Kann ich den Partner/Freund um Hilfe bitten? Kann ich mir Hilfe von außen holen?

Vergangenheit

Kann ich die Vergangenheit geschehen sein lassen und mir und anderen Menschen verzeihen? Wer kann mir helfen, diesen Schritt zu tun?

Veränderungen

Machen mir Veränderungen Angst? Kann ich mir in diesem Lernprozess Fehler zugestehen?

Mein nächster Schritt

Bei allen Verhaltensweisen, Einstellungen und Gefühlen geht es darum, sich die bestehenden Spannungsfelder bewusst zu machen. Wenn sich der Einzelne in seinem Lernprozess zugesteht, auch Fehler zu machen, kann er die ihm eigene Balance zwischen den Extremen finden.

Die Ursachen der chronisch entzündlichen Darmerkrankungen – Überlegungen zum Stand der Forschung

Ein Jahrhundert nach den Erstbeschreibungen der chronisch entzündlichen Darmerkrankungen (Colitis ulcerosa und Morbus Crohn), ist eine »spezifische« Ursache nicht bekannt. Es wird heutzutage angenommen, dass es eine bestimmte Ursache auch gar nicht gibt, sondern dass eher ein Zusammentreffen verschiedener Faktoren zur Erkrankung führt – wobei die Faktoren bei jedem Patienten sehr unterschiedlich sein können, also nicht spezifisch sind.

Bei den Infektionskrankheiten erklärt die spezifische Ursache »Krankheitserreger« nur, warum ein Mensch an einem bestimmten Leiden erkrankt, nicht aber, warum er überhaupt erkrankt; gibt es doch Menschen, die trotz Infektion nicht erkranken und ist selbst bei den Erkrankten der Krankheitsverlauf sehr unterschiedlich. Damit wird deutlich, dass bei den meisten Krankheiten neben spezifischen Ursachen, wie zum Beispiel einem Krankheitserreger, weitere in der Person und/oder in der Umwelt liegende Ursachen sowie deren Wechselwirkungen für Entstehung und Verlauf bedeutsam sind.

Wie komplex alleine die in der Person liegenden Wechselwirkungen sind, wurde in den letzten Jahren immer mehr erkannt und hieraus entstand das neue Forschungsgebiet der »Psychoneuroimmunologie«: Regulationsvorgänge des Nerven-, Immun- und Hormonsystem sind aufs engste miteinander verzahnt und können nur in ihrer Wechselwirkung miteinander verstanden werden.

Neben der Verzahnung von Nerven- Immun- und Hormonsystem kommen jetzt noch Einflüsse durch die Umwelt hinzu (z. B. Ernährung, Umweltgifte, Infektionen) sowie eine genetische Veranlagung.

Psychoneuroendokrinoimmunologie

Genau genommen müsste dieses Forschungsgebiet »Psychoneuroendokrinoimmunologie" genannt werden. Die Regulationsvorgänge sowohl des Nerven-, Immun- und Hormonsystems können nicht mehr für sich isoliert verstanden werden, sondern nur eingebettet in einem übergeordneten Regelsystem. Alle drei Bereiche beeinflussen sich wechselseitig: So tragen Immunzellen sowohl Rezeptoren für Neuropeptide (Botenstoffe des Nervensystems) als auch für Hormone und umgekehrt Nervenzellen Rezeptoren für Zytokine (Botenstoffe des Immunsystems). Alle immunologischen Organe werden durch Fasern des Nervensystems versorgt, und andererseits haben Botenstoffe des Immunsystems ebenso wie Hormone Einfluss auf das Zentralnervensystem und somit auf das psychische Befinden. Als anatomische Grundlage des neuroimmunen Dialogs finden wir in der Peripherie des Körpers auf engstem Raum Nervenendigungen und Zellen des Immunsystems.

Was wissen wir heute über mögliche Einflussfaktoren?

Auch wenn es keine »spezifische Ursache« gibt, soll hier über einige Ergebnisse aus der Ursachenforschung berichtet werden, die Einflussfaktoren für Krankheitsentstehung und -verlauf benennen. Hierbei ist der Beweis einer ursächlichen Bedeutung eines Einflussfaktors sehr schwierig, da bei jedem Betroffenen unterschiedliche Ursachenkombinationen am Zustandekommen der Erkrankung mitgewirkt haben und/oder bei der Aufrechterhaltung mitwirken und da auch das Gewicht der einzelnen Einflussfaktoren jeweils verschieden sein kann. Einige dieser Faktoren sind nicht veränderbar, z. B. weil sie ererbt sind; aber gerade bei einer durch das Wechselspiel mehrerer Faktoren bedingten Erkrankung kann versucht werden, eine negative Anlage durch die Stärkung anderer Anteile auszugleichen und damit den Krankheitsverlauf aktiv zu beeinflussen. Der betroffene Patient muss zusammen mit seinem behandelnden Arzt prüfen, ob und in welchem Umfang eine mögliche Ursache bei ihm zutrifft.

Bei der Colitis ulcerosa und dem Morbus Crohn wurden viele Gemeinsamkeiten gefunden, was mit den Befunden der Genforschung übereinstimmt, wonach für beide eine gemeinsame genetische Veranlagung besteht (siehe unten). Bei solchen gemeinsamen Befunden, werden wir von den chronisch entzündlichen Darmerkrankungen sprechen.

Epidemiologische Untersuchungen

Die Tatsache, dass in der jüdischen Bevölkerung – unabhängig wo sie auf der Welt leben – besonders häufig chronisch entzündliche Darmerkrankungen vorliegen, spricht für einen genetischen Faktor. Jedoch scheinen daneben auch soziale und klimatische Einflüsse beim Auftreten der Erkrankung eine Rolle zu spielen, da sich die Krankheitshäufigkeit der jüdischen Bevölkerung mit der Zeit der des Gastgebervolkes annähert. Ferner sind in allen Ländern (etwa in den USA oder Afrika) weißhäutige Menschen deutlich häufiger betroffen als dunkelhäutige. Bezogen auf Europa ist die Erkrankung im Norden häufiger als im Süden und mit etwas geringerer Ausprägung gibt es auch eine Zunahme von Ost nach West. Neben diesen großregionalen Unterschieden sind die chronisch entzündlichen Darmerkrankungen unter der Stadtbevölkerung häufiger als unter der Landbevölkerung und bei den Crohnpatienten wurde im Vergleich mit der Durchschnittsbevölkerung ein deutlich höheres Bildungsniveau gefunden.

Bei der Untersuchung der Familien zeigte sich, dass chronisch entzündliche Darmerkrankungen familiär gehäuft auftreten. 5–10 % der Patienten haben unter den Verwandten ersten Grades (d. h. Eltern, Kinder oder Geschwister) ein Familienmitglied, das ebenfalls an einer chronisch entzündlichen Darmerkrankung leidet. Hierbei finden sich in 20 % dieser Familien sowohl ein Morbus Crohn als auch eine Colitis ulcerosa. Dies und auch das gleiche epidemiologische Vorkommen weist darauf hin, dass es eine enge Beziehung zwischen beiden Erkrankungen gibt, die über erbliche Faktoren oder ähnliche Umwelteinflüsse hervorgerufen wird. Aufgrund der Zwillingsforschung wird eine erbliche Veranlagung nicht mehr infrage gestellt, wobei diese bei Crohnpatienten ausgeprägter ist. Die Genforschung ergab, dass nicht ein Genort, sondern eine ganze Reihe verschiedener Genorte in Verbindung mit den beiden Darmerkran-

Zwillingsforschung

Durch die Zwillingsforschung kann die Bedeutung der genetischen Veranlagung besonders gut untersucht werden, da davon ausgegangen werden kann, dass eineiige wie auch zweieiige Zwillinge weitgehend den gleichen Umwelteinflüssen ausgesetzt sind. Die eineiigen Zwillinge sind vollkommen identisch in ihren Genen, wohingegen die zweieiigen Zwillinge sich genetisch wie zwei normale Geschwister unterscheiden. Wird also bei eineiigen Zwillingen die Erkrankung beider deutlich häufiger gefunden als bei zweieiigen, muss eine bedeutende genetische Veranlagung vorliegen. Dies konnte bei Morbus Crohn und Colitis ulcerosa nachgewiesen werden. Die Häufigkeit einer Erkrankung beider eineiigen Zwillinge ist bei Morbus Crohn 62 % und bei Colitis ulcerosa 20 %, weswegen bei Morbus Crohn von einem stärkeren genetischen Einflussfaktor ausgegangen werden muss.

kungen stehen und nicht ein einzelnes Gen, sondern die Kombination mehrerer (wobei diese sehr unterschiedlich sein kann) für die Vererbung verantwortlich ist. Jedoch die erbliche Veranlagung alleine führt nicht zum Ausbruch der Erkrankung, die Wechselwirkung mit weiteren Umwelteinflüssen ist erforderlich (Pena 1998).

Die Einflüsse des Alters

Für die chronisch-entzündlichen Darmerkrankungen finden wir einen Auftretensgipfel zwischen dem 20. und 30. Lebensjahr. Das heißt, dass diese Erkrankungen gehäuft in einer Lebensphase entstehen, in der in unserer Gesellschaft der Einzelne beruflich und sozial Fuß fasst und sich hierbei eine neue Identität aufbaut. Es ist die Zeit der Loslösung von den Eltern mit Aufgabe der Rolle als »abhängiges Kind« und der Entwicklung einer eigenständigen und selbstverantwortlichen Lebensgestaltung. Das Hineinfinden in ein neues soziales (eigene Familie) wie berufliches Netz geht mit Leistungsanforderung und Übernahme von Verantwortung einher. In dieser Zeit der Neudefinition steht der Betreffende stark im Spannungsfeld zwischen Abhängigkeit und Unabhängigkeit. Ein weiterer Krankheitsgipfel zwischen dem 60. und 70. Lebensjahr könnte in Zusammenhang mit der Neuorientierung nach Berufsende stehen. Auch in dieser Lebensphase ist eine neue Selbstdefinition erforderlich; ein Selbstwertgefühl unabhängig von beruflicher Position und Rolle muss entwickelt werden. Jedoch ist der Krankheitsverlauf bei spätem Beginn in der Regel weniger schwer. Neben diesen beiden traditionellen Altersgipfeln wird in letzter Zeit bei Morbus Crohn, jedoch nicht bei Colitis ulcerosa eine steigende Erkrankungshäufigkeit bei Kindern beobachtet: In Nordeuropa sind 20–25 % aller Neuerkrankten Kindern unter 15 Jahren (Schmid 2000).

Einflüsse des Geschlechts

Auch wenn aufgrund der Erhebungen der letzten Jahre männliche Patienten bei der Colitis ulcerosa und weibliche Patienten beim Morbus Crohn leicht überrepräsentiert sind, muss doch davon ausgegangen werden, dass die Geschlechtszugehörigkeit einen vernachlässigbaren Einfluss auf das Auftreten der Erkrankungen hat.

Einflüsse der Ernährung und des Zigarettenrauchens

Bei Erkrankungen des Darms liegt es nahe, Ernährungseinflüssen bei der Entstehung und Aufrechterhaltung des Leidens nachzugehen. Bei der Colitis ulcerosa wurden bisher keine deutlichen Zusammenhänge zwischen Ernährung und Erkrankung gefunden. Bei Morbus Crohn hingegen zeigten Untersuchungen, dass in den letzten Jahren in Japan parallel zu einer Zunahme einer fettreichen Ernährung auch die Crohnerkrankung zunahm, wobei insbesondere die langkettigen Triglyceride einen ungünstigen Einfluss haben sollen. Einen ähnlichen Zusammenhang hatten schwedische Forscher bezüglich des Margarinekonsums nachgewiesen.

Am gesichertsten ist ein deutlich erhöhter Zuckerkonsum bei Crohnpatienten (50–250 %) und parallel dazu eine reduzierte Einnahme von Obst und Gemüse. Bei der Colitis ulcerosa fand sich dieser Zusammenhang nicht. Durch die Studien wird jedoch nicht geklärt, ob der Zuckerkonsum die Krankheit mit ausgelöst hat oder erst durch die Krankheit selbst hervorgerufen wurde. Ferner muss man sich fragen, ob eine ungünstige Ernährungsweise auch ein Hinweis auf weitere ungünstige Lebensbedingungen in Familie und Gesellschaft sein kann. Viele Patienten geben Heißhunger auf Süßigkeiten an, die anstelle von regelmäßigen

Mahlzeiten verzehrt werden und Süßigkeiten sind bekannte Ersatzbefriedigungen für fehlende Zuwendung oder Erfolgserlebnisse.

Bei einem Teil der Patienten fand sich eine Unverträglichkeit gegenüber Milcheiweiß. Dennoch ließen sich keine generellen Empfehlungen für alle betroffenen Patienten formulieren. Vielmehr muss der einzelne Patient für sich herausfinden, welche Unverträglichkeiten bei ihm vorliegen könnten, um sie dann in seinem weiteren Leben berücksichtigen zu können.

Eindeutig zeigen die Studien einen Einfluss des Zigarettenrauchens. Bei Nichtrauchern und ehemaligen Rauchern tritt die Colitis ulcerosa häufiger auf, während umgekehrt unter Rauchern das Erkrankungsrisiko für Morbus Crohn um den Faktor 2–4 höher ist und auch die Rezidivrate steigt. Der Grund für diesen Zusammenhang ist bis heute nicht geklärt. Es wird jedoch diskutiert, ob bei Morbus Crohn die durch das Rauchen hervorgerufene Gefäßverengung und damit die Durchblutungsminderung im Darm die Erkrankung fördert, wohingegen bei der Colitis ulcerosa die Gefäßverengung möglicherweise eine verminderte Ausschüttung von entzündungsfördernden Substanzen bewirkt.

Orale Kontrazeptiva (Pille)

Aufgrund vorliegender Studien ist das Erkrankungsrisiko und die Rezidivhäufigkeit unter Einnahme von Ovulationshemmern (Pille) erhöht, wobei dieser Risikofaktor für Crohnpatienten bedeutender ist als für Colitispatienten.

Einflüsse durch Viren und Bakterien

Viren und Bakterien können Krankheitsbilder hervorrufen, die denen der chronisch entzündlichen Darmerkrankung ähneln. So wurde die Frage aufgeworfen, inwieweit eine Infektion Ursache der Erkrankung ist. Die Befunde hierzu sind sehr widersprüchlich. Virale Infektionen wie Masern und Mumps in der frühen Kindheit konnten gehäuft anamnestisch gefunden werden. Bei den bakteriellen Infektionen wird u. a. die Pseudotuberkulose diskutiert. Es gibt aber viele Hinweise, dass bei chronisch entzündlichen Darmerkrankungen auch normalerweise harmlose

Bakterien, die stets im Darm vorkommen, am Entzündungsprozess beteiligt sind. Spezifische Erreger oder Antikörper (Abwehrreaktion auf Erreger) konnten bis heute nicht gefunden werden. Wahrscheinlicher als bestimmte Krankheitserreger sind daher eine Schädigung der Schleimhautbarriere oder der Darmpermeabilität, wodurch sogar die normale Darmflora eine Entzündung der Darmwand hervorrufen und unterhalten kann. So führt z. B. eine vorübergehende Umleitung des Stuhls zu einer Besserung der lokalen Entzündung.

Der Gedanke an eine Infektion als Krankheitsauslöser ergab sich auch, da nicht selten die Erkrankung in Verbindung mit einer Reise auftrat. Wie oben beschrieben, wird aber der Infektion nur eine begünstigende Bedeutung und keine ursächliche zukommen. Auch muss bedacht werden, dass eine Reise nicht nur Entlastung von alltäglichen Verpflichtungen bedeutet, sondern auch eine besondere Anpassung an neue Lebensbedingungen erfordert.

Immunologische Ursachen

Das Immunsystem des Darms hat die Aufgabe, Stoffe, die in den Körper gelangen, dahingehend zu prüfen, ob sie als nützlich (Nahrungsstoffe) passieren dürfen, oder als schädlich (Gifte) registriert und unschädlich gemacht werden. Wichtig ist in diesem Zusammenhang, dass sich das Immunsystem täglich neu auf die besonderen Anforderungen des Organismus und der Umwelt einstellt. Es entwickelt sich parallel zu unserer körperlichen, geistigen und seelischen Entwicklung und macht deshalb auch Fehlentwicklungen mit.

Bei den chronisch entzündlichen Darmerkrankungen wird eine Vielzahl von immunologischen Regulationsstörungen gefunden, sodass viele Autoren von einer Autoimmunerkrankung im weitesten Sinne sprechen: Von entscheidender Bedeutung scheint eine gesteigerte Aktivierung des Immunsystems in der Darmschleimhaut zu sein; es findet sich eine überschießende Entzündungsreaktion auf Bestandteile des Darminhaltes. Zur Schädigung der Darmwandzellen kommt es vor allem durch die von den aktivierten Immunzellen ausgeschütteten Entzündungsmediatoren (Botenstoffe, die die Kaskade des Entzündungsprozesses hervorrufen). Dies erklärt auch die gute Wirkung der Immunsuppressiva (Medikamente, die die Immunreaktion unterdrücken). Die Frage ist nun, weshalb es zu dieser gesteigerten Immunreaktion kommt. Ist es die Reaktion auf eine lange Zeit bestehende Infektion oder aufgrund einer angeborenen Störung der Schleimhautbarriere oder eine angeborene primäre immunologische Regulationsstörung?

Es gibt auch Hinweise, dass das Nervensystem und somit das seelische Befinden bei dieser Regulationsstörung eine Rolle spielt: So konnte nachgewiesen werden, dass Botenstoffe des Nervensystems (das Neuropeptid Substanz P) in der Darmwand die Mastzellen (Zellen des Immunsystems) aktivieren. Eine erhöhte Mastzellaktivierung führt einerseits zur Ausschüttung von Tumornekrosefaktor-Alpha (ein wichtiger entzündungsfördernder Botenstoff), andererseits wird hierdurch der Transport von Flüssigkeit und Ionen durch die Darmwand behindert und beides wird in Zusammenhang mit der Krankheitsauslösung und Chronifizierung der chronisch entzündlichen Darmerkrankung gesehen. Darüber hinaus soll die Mastzellaktivierung auch für die Fibrosierung (bindegewebiger Umbau) der Darmwand bei Morbus Crohn verantwortlich sein. Anatomisch liegen Nervenenden und Mastzellen (Immunsystem) ganz dicht beieinander.

Die Aktivierung der Mastzellen (Immunsystem) geschieht neben Antigen-Antikörper-Kontakte durch das Neuropeptid Substanz P (Botenstoff des Nervensystems), wobei experimentell gezeigt werden konnte, dass diese Substanz P vom Zentralnervensystem her kommen muss. 2/3 aller Mastzellen in der Darmschleimhaut sind an Nervenfasern angelagert, die die Botenstoffe des Nervensystems (Neuropeptide) Substanz P oder CGRP enthalten. Im Experiment ziehen sich Nervenzellen und Mastzellen gegenseitig an.

Die Bedeutung des Zentralnervensystems (Gehirn) auf die Mastzellaktivität konnte auch durch ein Konditionierungsexperiment belegt werden: Ratten, die auf ein spezifisches Antigen sensibilisiert waren, wurden gleichzeitig mit Injektion dieses Antigens einem Hörreiz ausgesetzt. Nach einiger Zeit wurde nur noch der Hörreiz ohne Antigen angeboten und dennoch kam es weiterhin zu einer Mastzellaktivierung in der Darmschleimhaut. Dieser Einfluss zentralnervöser Prozesse auf die Mastzellaktivität legt nahe, dass psychisches Erleben auch diese Wirkung haben kann. Eine »somatische Veranlagung« könnte hierbei in einer überschießenden immunologischen Reaktionsbereitschaft liegen und ein psychischer Einfluss (z. B. Stress) wäre durch Botenstoffe des Nervensystems (Neuropeptide) weitergeleitet über die Nervenfasern gegeben.

Psychologische und soziale Ursachen

Durch diese Vernetzung zwischen Immun- und Nervensystem wird die Beeinflussung der Immunfunktionen durch psychische Belastungen verstehbar. Nicht nur eine negative Beeinflussung des Immunsystems (z. B. durch Stress) ist hierdurch vorstellbar, sondern auch umgekehrt eine positive Beeinflussung durch unterstützende Maßnahmen. Es soll jedoch hier noch einmal ausdrücklich klargestellt werden, dass an dem großen Gewicht somatischer Anteile bei der Krankheitsentstehung kein Zweifel besteht, was auch durch die Genforschung nahe gelegt wird.

Der Nachweis, welche Ursachen vor Ausbruch der Erkrankung bedeutsam waren, ist bei seltenen Erkrankungen wie den chronisch entzündlichen Darmerkrankungen besonders schwierig, da diese nur rückwirkend anhand von Patientenangaben erfragt werden können. Dabei beeinflusst die eigene Ansicht über die Entstehung des Leidens die Erinnerung. Auch kann mit standardisierten Fragebögen nur dem Bewusstsein Zugängliches erhoben werden, aus dem Bewusstsein Verdrängtes bleibt außen vor. Dies erklärt die so unterschiedlichen Forschungsbefunde. Der Einwand, die so gewonnenen Ergebnisse seien nur mit Vorsicht zu verwerten, gilt sowohl für psychologische wie für somatische Befunde. Für psychische Belastungssituationen muss ferner bedacht werden, dass hier weniger das »objektivierbare Ereignis« entscheidend ist, sondern vielmehr, welche Bedeutung es für den Betreffenden in seiner besonderen Situation hatte.

Auslösesituationen

In den Studien konnten bei gut 50 % der Patienten vor Krankheitsschub bzw. Erkrankungsbeginn psychosoziale Stresssituationen gefunden werden. Es scheinen für beide Darmerkrankungen insbesondere Situationen »des Abschiedes und Verlustes« zu sein. So wurden befürchtete oder erlebte Trennungen von wichtigen Bezugspersonen beschrieben. Daneben sollen Überforderungssituationen oder Auseinandersetzung mit Fremdbestimmungen (z. B. vom Vater diktierte Berufswahl) eine wichtige Rolle spielen. Es gibt Hinweise, dass Patienten mit schweren Krankheitsverläufen mehr Elternverluste und negative Lebensereignisse in der Kindheit erlebt haben, als Patienten mit leichten. Bei 79 % der Crohnpatienten fand man frühe Verluste eines Elternteils durch Tod, Scheidung oder Trennung vor dem 6. Lebensjahr.

Familiäre Sozialisation

Wirsching und Stierlin (1982) beschreiben in den Familien mit chronisch entzündlichen Darmerkrankungen einen besonders ausgeprägten Zusammenhalt. Die psychologischen Grenzen zwischen den Familienmitgliedern und Generationen sind weitgehend aufgehoben und die Familie gegenüber Außenstehenden stark abgegrenzt; über Gefühle werde in diesen Familien wenig gesprochen. Hierdurch können diese Familien nur sehr schwer mit Veränderung umgehen, die Entwicklungsfähigkeit ist eingeschränkt.

Bei Crohnpatienten soll dem Krankheitsbeginn bzw. Krankheitsschub gehäuft eine »in-between«-Situation vorausgehen (d. h. der Patient versucht zwischen streitenden Parteien zu vermitteln; er übernimmt die Rolle des »Friedensstifters«, erntet hierdurch jedoch oft die Ablehnung von beiden Seiten, da er nicht für diese Partei ergreift). Sie verlassen früher das Elternhaus als die Colitispatienten.

Persönlichkeitsmerkmale

Bei 30–50 % der Patienten werden neben der Darmerkrankung zusätzliche psychische Störungen gefunden. Da dies aber nicht wesentlich über dem Durchschnitt von Patienten in Allgemeinarztpraxen liegt, wird ihre Bedeutung als krankheitsfördernder Mitfaktor kontrovers diskutiert. Die Vorstellung in den Fünfzigerjahren, dass eine »spezifische Persönlichkeit« mit den chronischen Darmerkrankungen in Zusammenhang stünde, konnte in den neueren Untersuchungen nicht bestätigt werden. Eher wird der psychische Einflussfaktor über eine anhaltende vegetative Anspannungssituation gegeben sein, die bei bestehender genetischer Veranlagung zu einer immunologischen Fehlregulation und hiermit zur Erkrankung führt, wobei weitere Umweltfaktoren mitwirken können. Hierfür spricht auch, dass verschiedene Autoren über Jahre bestehende funktionelle Darmbeschwerden in Form von Durchfällen oder Obstipation vor Krankheitsausbruch beschrieben haben. Jedoch kann es bei bestimmten psychischen Verhaltensweisen (Persönlichkeitsmerkmalen) leichter zu einer »vegetativen Anspannungssituation« kommen. Daher sollen einige Befunde aus der Literatur doch kurz dargestellt werden. Hierbei ist aber klar zu stellen, dass psychische Verhaltensweisen oder psychische Beeinträchtigungen nichts mit persönlichem Versagen, Schuld oder Schwäche zu tun haben, wie es häufig dargestellt wird. Es sind Folgen unserer persönlichen Lebenserfahrungen und der akut bestehenden Belastungssituation. In gleicher Weise geht es auch nicht um Schuldzuweisung den Eltern gegenüber, die auf dem Hintergrund ihrer Lebensgeschichte zumeist versuchten / versuchen das Bestmögliche für ihre Kinder zu tun.

In der Literatur werden Persönlichkeitsmerkmale bei der Colitis ulcerosa einheitlicher beschrieben als beim Morbus Crohn. Bei beiden Darmerkrankungen wurde jedoch von viele Autoren eine verstärkte Abhängigkeit von wichtigen Bezugspersonen gefunden, der Umgang hiermit ist jedoch teilweise verschieden. Um die Beziehung nicht zu gefährden würden Aggressionen und eigene Bedürfnisse unterdrückt. Dies ist aufgrund der oben dargestellten engen Bindung in der Ursprungsfamilie verständlich, konnte hier doch das Kind schwer lernen, eigene Interessen und Bedürfnisse (auch gegen andere Familienmitglieder) wahrzunehmen und durchzusetzen. Parallel hiermit konnte kein stabiles Selbstwertgefühl aufgebaut werden. Die bei der Colitis ulcerosa gefundene starke soziale Anpassung und Konfliktvermeidung ist hierdurch verständlich. Hohe Leistungsnormen, überstarke Ordentlichkeit und Gewissenhaftigkeit sind der Versuch, den Ansprüchen der Bezugspersonen – die später dann zu den eigenen werden – zu genügen. Eine Gruppe von Crohnpatienten hingegen soll eher dazu neigen durch aktives Handeln, betonte Eigenständigkeit und Selbstsicherheit zugrunde liegende Abhängigkeitsgefühle zu überdecken; hierdurch ist jedoch noch keine wirkliche Abgrenzung und Autonomie erreicht und diese Verhaltensweise wird daher auch als »pseudounabhängig« beschrieben. Die »Verleugnung« soll auch die eigene Erkrankung mit einschließen und es soll ihnen schwerer fallen eigene

Gefühle auszudrücken. Aus Angst vor Abhängigkeit und Enttäuschung seien sie weniger bereit, psychotherapeutische Hilfe in Anspruch zu nehmen.

Diese Verhaltensweisen im Umgang mit Bezugspersonen sind als Reaktion auf in der Kindheit erlebte traumatische Erfahrungen verstehbar und werden in der Psychologie als Autonomie-Abhängigkeits-Konflikt (Wunsch nach Eigenständigkeit bei gleich großem Wunsch nach Dazugehörigkeit zu einer Gruppe) bzw. als Nähe-Distanz-Konflikt beschrieben. Beim Letzteren besteht einerseits der Wunsch nach Nähe bis hin zur Verschmelzung und andererseits die Angst, hierdurch vom anderen verletzt oder vereinnahmt zu werden, wodurch die Distanz als Schutz gewählt wird. Auch wenn diese Konflikte von verschiedenen Autoren bei chronisch entzündlichen Darmerkrankungen beschrieben werden, muss hier darauf hingewiesen werden, dass diese Konflikte auch allgemein häufig vorkommen und daher nicht im engeren Sinne »spezifisch« sind.

Wenn Studien bei Patienten mit chronisch entzündlichen Darmerkrankungen verstärkt Abhängigkeitswünsche gefunden haben, ist dies vor allem die Meinung des Untersuchers und nicht des Betroffenen. Die Betroffenen fühlen sich durch diese Aussage eher falsch verstanden, weil sie große Anstrengungen unternehmen, von anderen Menschen unabhängig zu sein und niemandem etwas zu schulden. Aus unserer Sicht sind es gerade die zu großen Aufwendungen im Bereich der sozialen Anpassung, die das Energie-Gleichgewicht in Richtung Krankheit verschiebt. Die bei beiden Darmerkrankungen gefundene Depressivität und Angst ist vom Erkrankungszustand abhängig und muss daher vor allem als Folge der Erkrankung angesehen werden.

Schlussbemerkungen

Der in unserer Gesellschaft ständig wachsende Anpassungsdruck an Leistungs- und Erfolgsideale macht es für jeden immer schwerer, auf die eigenen Bedürfnisse zu achten und sich gegenüber Überforderung abzugrenzen. Dies beginnt schon in der Familie, in der die Kinder immer früher angehalten werden, den von den Medien als erstrebenswert vorgegebenen Normen zu entsprechen. Hierdurch ist eine kindgerechte Erziehung kaum noch möglich. Vielleicht lässt sich so die Zunahme der chronisch entzündlichen Erkrankungen allgemein – nicht nur der Darmerkrankungen – in den letzten Jahren erklären. Hiermit wäre verständlich, weshalb in den Industrieländern und in den Städten diese Darmerkrankungen am häufigsten vorkommen und die Crohnpatienten ein überdurchschnittlich hohes Bildungsniveau haben.

Wie ersichtlich wurde, sind die an der Erkrankung beteiligten Faktoren vielfältig und individuell unterschiedlich. Anhand der Abbildung sollen die Zusammenhänge, die zur Entstehung und Verlauf der chronisch entzündlichen Darmerkrankungen beitragen, dargestellt werden. »Innere« und »äußere« Faktoren beeinflussen sich gegenseitig.

Trotz der klinischen Unterschiede beider chronischer Darmerkrankungen finden sich eine Reihe von Ähnlichkeiten, wie zum Beispiel der Altersgipfel, die familiäre Häufung und die Aggressionshemmung. Weitere Forschungsanstrengungen sind notwendig, um besser zu verstehen, wes-

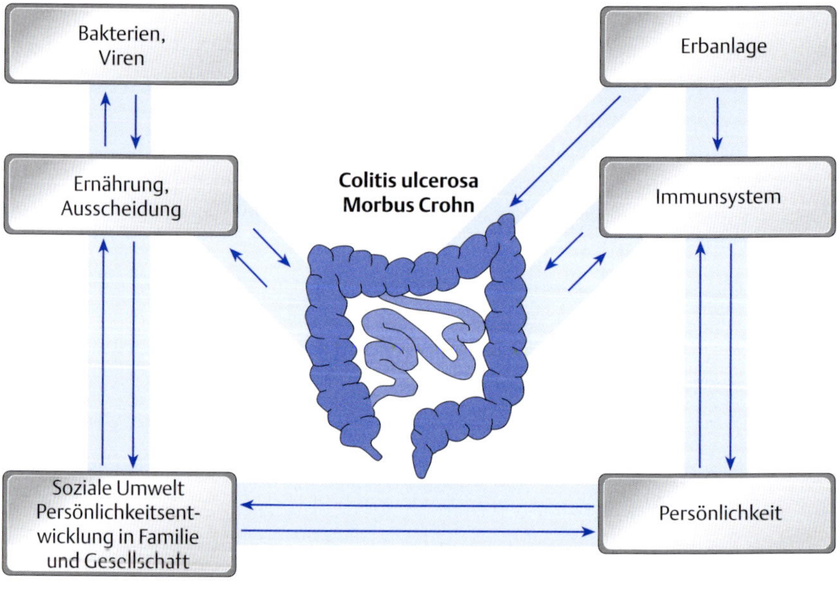

Abb. 4: Wechselwirkungen von persönlichen und Umwelteinflüssen in der Entwicklung und Aufrechterhaltung der chronisch entzündlichen Darmerkrankungen.

halb eine Colitis ulcerosa oder ein Morbus Crohn in einem Menschen Platz ergreift. Der Betroffene aber sollte zusammen mit seinem Arzt versuchen herauszufinden, welche persönlichen Faktoren seine Krankheit bedingen und steuern um alle Möglichkeiten der Behandlung und Rehabilitation nutzen zu können. Hierbei kann die Hinzuziehung eines Psycho- oder Soziotherapeuten sehr hilfreich sein. Der Aufbau günstiger Verhaltens- und Verarbeitungsweisen kann nicht nur den Umgang mit der Erkrankung erleichtern, sondern möglicherweise auch durch Verringerung der seelischen Anspannung den Krankheitsverlauf günstig beeinflussen.

Kapitel 5

Medizinische Diagnose und Behandlung chronisch entzündlicher Darmerkrankungen

Die meisten Menschen sind ziemlich ratlos, wenn sie die Diagnose Colitis ulcerosa oder Morbus Crohn gestellt bekommen, denn beide Erkrankungen sind recht selten. Viele Ärzte haben nicht genügend eigene Erfahrungen, um Betroffene bei den vielfältigen Erscheinungen und Folgezuständen ihrer Krankheit ausreichend beraten zu können. Die Früherkennung wird häufig verpasst, diagnostische und therapeutische Möglichkeiten bleiben ungenutzt.

Krankheitserscheinungen bei Colitis ulcerosa und bei Morbus Crohn

Die Betroffenen fühlen sich meist ihren Durchfällen und Rückfällen ausgeliefert. Sie wissen nicht, was die Krankheit für ihr Leben, für ihre Familie, für Elternschaft und Beruf bedeutet. Solche Verunsicherungen haben eine ungünstige Rückwirkung auf den Krankheitsverlauf. Es scheint uns daher wichtig, dass jeder Betroffene möglichst umfassend über seine Erkrankung aufgeklärt wird. Er sollte so viel darüber wissen, dass er seinen Krankheitszustand selbst richtig einzuschätzen lernt und an wichtigen Entscheidungen beteiligt werden kann. Es gibt Sicherheit zu wissen, woran man ist und was man tun kann. Manche Betroffene sind durch ihr Krankheitserleben so verängstigt und entmutigt, dass sie sich diesen Weg der eigenen Auseinandersetzung mit der Krankheit nicht zutrauen. Andere neigen dazu, ihre tiefe Beunruhigung durch optimistisch zur Schau getragene Unbekümmertheit zu überspielen. Beide werden wichtige Behandlungschancen verpassen.

Betroffen ist immer der ganze Mensch mit seinem Umfeld. Erst das Bewusstsein dieses ganzheitlichen Betroffenseins macht den Weg frei für den eigenen, aktiven Beitrag zur Krankheitsbewältigung, ohne den keine Besserung möglich ist.

Die Sicherung der Diagnose

Morbus Crohn und Colitis ulcerosa lassen sich in der Regel gut voneinander abgrenzen. Nötig ist vor allem eine Abgrenzung gegen andere Darmerkrankungen, die ähnliche Beschwerden verursachen. Wichtigste Hilfsmittel bei der Absicherung der Diagnose sind Endoskopie und Röntgen.

Endoskopie heißt: Einblick in Körperhöhlen mit Instrumenten. Man spricht auch von »Spiegelung«, weil die dunklen Körperhöhlen durch Einspiegeln von Licht ausgeleuchtet werden. Bei den modernen Glasfiberinstrumenten geschieht dies durch feine, biegsame Glasfaserbündel. Die Gerätspitze kann dadurch nach allen Richtungen abgewinkelt werden, sodass man den vielen Windungen des Dickdarms bis in den unteren Dünndarm folgen kann. Das macht eine sehr genaue Betrachtung aller Darmabschnitte möglich. Darüber hinaus können völlig schmerzlos und gefahrlos Gewebsproben zur mikroskopischen Untersuchung entnommen werden, was zur Sicherung der Diagnose beiträgt. Vor allem erlaubt es eine sehr frühzeitige Erkennung beginnender, bösartiger Gewebsveränderungen, die aber glücklicherweise selten sind.

Zur Vorbereitung muss der Darm gereinigt werden. Wir empfehlen dafür eine Waschung von oben (Lavage): 4–10 Liter Ringerlösung werden in kurzer Zeit über eine Sonde durch den Darm geschleust. Das hat erfahrungsgemäß auch auf den Entzündungsprozess eine günstige Wirkung.

Die Röntgenuntersuchung des Dickdarms mit Kontrastmittel (Kolon-Kontrast-Einlauf) zeigt charakteristische Veränderungen. Das Röntgenbild ist ein bleibendes Dokument, das bei Verlaufskontrollen immer wieder zum Vergleich herangezogen werden kann. Der direkten, farbigen Bildinformation der Endoskopie ist das indirekte Schwarz-Weiß-Bild aber meistens unterlegen. Es liefert auch keine Gewebsproben. Zur Diagnosesicherung ist daher die strahlenbelastende Kolon-Kontrast-Untersuchung hinter die Endoskopie zurückgetreten und meistens entbehrlich geworden.

Unverzichtbar ist die Röntgenuntersuchung aber zur Erkennung von bedrohlichen Komplikationen: Darmlähmung durch Selbstvergiftung (toxisches Megakolon), Verengungen (Stenosen), vollständigem oder drohendem Darmverschluss (Ileus oder Subileus) und Durchbruch der Darmwand in die Bauchhöhle (Perforation).

Bestimmung des aktuellen Krankheitszustandes und des Krankheitsverlaufs

Die Beurteilung des Schweregrades einer crohnschen Erkrankung wird weltweit durch die Bestimmung des so genannten Aktivitätsindex nach Best vorgenommen. Das gleiche Schema kann auch zur Beurteilung einer Colitis ulcerosa dienen. Für die Aufstellung eines individuellen Behandlungsplanes ist der Aktivitätsindex aber ungeeignet: Denn vermehrte Durchfälle sind nicht immer Ausdruck eines frischen entzündlichen Krankheitsschubes. Sie können auch als »Stressreaktion« Ausdruck einer momentanen Überforderung oder eine Angstreaktion sein. Sie können ausdrücken, wie ein Betroffener mit seiner Krankheit umgeht, also wie schnell er etwa dem Drang zur Toilette nachgibt.

Milchzuckerunverträglichkeit, Gallensäureverlust, Operationsfolgen (Kurzdarmsyndrom) oder ein aufgepfropfter Virusinfekt sind weitere Möglichkeiten. Jede dieser Möglichkeiten erfordert aber eine unterschiedliche Behandlung.

Die aktuelle medizinische Diagnostik muss alle Krankheitserscheinungen genauer erfassen, die sich im Einzelfall jetzt in wirksame Behandlungsmaßnahmen umsetzen lassen. Nur daraus können ganz persönliche Behandlungsvorschläge und auch Kontrollempfehlungen abgeleitet werden.

Ergänzend zum bestschen Katalog bestimmen wir die Entzündungsaktivität und die Entzündungsausbreitung sowie Stenosen, Fisteln und Funktionseinschränkungen einzelner Darmabschnitte und Mangelerscheinungen.

Bestimmung der Entzündungsaktivität

Aktive Entzündungsprozesse sind an einer Vermehrung und mangelnden Ausreifung der weißen Blutzellen (Leukozyten) zu erkennen. Mehr als 10 000 Zellen pro mm^3 sprechen für eine Entzündung (Leukozytose). Die Zellzahlen bleiben klein, wenn die Zellen an Orten stärkerer Entzündung abgesondert werden.

Die Bestimmung der »Blutsenkung« ist die gebräuchlichste Methode: Rasches Absinken der roten Blutkörperchen in einem Teströhrchen spricht für einen Entzündungsprozess. Die Blutsenkung gibt nicht genau den jetzigen Entzündungszustand an, sondern den Zustand, der 10 bis 14 Tage zuvor bestanden hatte.

Am zuverlässigsten ist die Entzündungsaktivität am Verteilungsmuster der Bluteiweiße abzulesen, das mithilfe der Elektrophorese aufgezeichnet wird: Bei akuter Entzündung sinkt die Hauptzacke (Albumin) ab, die nächsten kleineren Zacken alpha 1 und 2 (Akute-Phase-Proteine) steigen an. Bei chronischen Entzündungsprozessen kann auch die letzte Zacke, die Gamma-Zacke, ansteigen. Die Grenzwerte, die nicht über- oder unterschritten werden sollten, werden auf jedem Elektrophorese-Formular mit angegeben. Das Elektrophorese abzulesen ist auch für den Nicht-Fachmann relativ einfach. Um Fehldeutungen jedoch zu vermeiden, sollte die Auswertung aber auf jeden Fall immer zusammen mit dem Arzt vorgenommen werden.

Entzündungsausbreitung, Stenosen und Fisteln

Am zuverlässigsten ist die Ausbreitung entzündlicher Veränderungen endoskopisch zu beurteilen: im oberen Verdauungstrakt durch eine Magenspiegelung (Ösophago-Gastro-Duodenoskopie), im unteren Verdauungstrakt durch eine Darmspiegelung (hohe Koloskopie und Ileoskopie). Einengungen des Darmrohrs und Fistelgänge, die endoskopisch nicht passiert werden können, lassen sich über eine feine Sonde durch das Endoskop mit Röntgenkontrastmittel sehr genau darstellen. Das ist wichtig für die Entscheidung, ob eine Operation nötig ist oder vermieden werden kann.

Beim Enteroklysma nach Sellink wird das Kontrastmittel über eine Nasensonde in den Dünndarm geleitet. Dadurch werden Stenosen und Wandveränderungen sichtbar, die wegen der Länge des Dünndarms mit dem Endoskop nicht zu erreichen sind. Diese Methode kostet weniger Zeit und bringt auch weniger Strahlenbelastung mit sich als die herkömmliche Breischluckmethode, bei der oft zudem noch recht lange abgewartet werden muss, bis sich das geschluckte Kontrastmittel ganz allmählich durch den Dünndarm bewegt.

Musterbeispiel für ein Tagebuch

	1	2	3	4	5	6	7		
Datum									
Zahl der flüssigen und weichen Stühle								x 2	
Leibschmerzen keine = 0 geringe = 1 mäßige = 2 starke = 3								x 5	
Allgemeinbefinden im Allgemeinen gut = 0 nicht ganz gut = 1 schlecht = 2 sehr schlecht = 3 unerträglich = 4								x 7	
								Summe Teil 1:	

Verwertbarkeit und Zumutbarkeit dieser Untersuchungen sind abhängig von der Erfahrung des Untersuchers. Häufige Wiederholungen sind immer vermeidbar. Zur Befundkontrolle dienen Blutuntersuchungen.

Alle nachgewiesenen Entzündungen, Vernarbungen, Stenosen und Fisteln werden in ein Magen-Darm-Schema eingetragen, das der Befundmitteilung und der Verlaufskontrolle dient.

Funktionseinschränkungen und Mangelzustände sowie Beeinträchtigungen der Darmfunktion sind einfach und zuverlässig durch Probegaben von Testsubstanzen zu untersuchen: D-Xylose- und Milchzuckerbelastungs-Test dienen der Funktionsprüfung des oberen Dünndarms, der Schilling-Test prüft die Funktionstüchtigkeit des unteren Dünndarms. Die Untersuchungen sind wichtig, weil Funktionsausfälle im Behandlungsplan berücksichtigt werden müssen. Nach Darmoperationen zeigen

Wichtige Symptome bei Morbus Crohn: Ja = 1 Nein = 0

Gelenkbeschwerden		x 20	
Lid- und Regenbogenhautentzündung		x 20	
Abszesse oder Hautdefekte im Bereich des Afters		x 20	
Andere mit dem Darm in Verbindung stehende Fisteln		x 20	
Offene Stellen an der Haut oder Mundschleimhaut		x 20	
Temperatur über 37,5 °C in der letzten Woche		x 20	
Symptomatische Durchfallbehandlung		x 30	
Tastbare Resistenz im Bauch nein = 0, fraglich = 2, sicher = 5		x 10	
Hämatokrit1 (Frauen: 42 minus Ht, Männer: 47 minus Ht)		x 6	
Körpergewicht: $1 - \frac{\text{letztes Körpergewicht}}{\text{Standardgewicht (Geigy-tab}^2\text{)}}$		x100	
		Summe Teil 2:	

Gesamt = Summe Teil 1________ + Summe Teil 2________ :________

Gesund = 0
Einigermaßen gesund = unter 150
Noch befriedigend = bis 200
Schlecht = über 200

sie an, wie weit der Restdarm die Anpassung an die veränderten Verhältnisse geschafft hat (Adaptation).

Mangelerscheinungen sind bei chronisch entzündlichen Darmerkrankungen etwas so »Natürliches«, dass sie von Betroffenen und Ärzten mit Gleichmut hingenommen werden, wo Abhilfe einfach zu erreichen wäre! Im Vordergrund stehen Mängel im Eiweiß- und Energiehaushalt.

Eiweißmangelzustände

Eiweißmangelzustände werden durch die Elektrophorese aufgedeckt. Sie sind bei akuten und chronischen Krankheitszuständen häufig. Das kann sehr unterschiedliche Ursachen haben:

Mangelhafte Zufuhr: Einseitige Ernährung (Süßigkeiten!), Abneigung gegen Fleisch, Fasten aus Angst vor Beschwerden, mangelhafte Aufnahme (entzündliche Dünndarmveränderungen), extrem beschleunigte Dünndarmpassage, mangelhafter Aufbau (Miterkrankung der Leber), vermehrter Abbau (Umschaltung auf den »Stress-Stoffwechsel« als »Katastrophen-Maßnahme«), vermehrter Eiweißverlust: im Entzündungsgebiet (Sekrete); in die Bauchhöhle (Aszites); durch die Nieren (Eiweiß im Urin); durch den Darm (Eiweiß im Stuhl).

Eiweißmangel führt oft zu einem Rückgriff auf die körpereigenen Eiweißreserven, die Muskulatur, und ist dadurch mitverantwortlich für den Gewichtsverlust und die Kraftlosigkeit. Dies gilt besonders dann, wenn Eiweiß auch noch zur Energieversorgung mit herangezogen wird: Es hat von allen drei Grundnahrungsmitteln den geringsten Brennwert: Eiweiß = 2,8 kcal, Zucker = 4,0 kcal, Fett = 9,0 kcal pro Gramm.

Fettmangelzustände

Fettmangelzustände sind besonders bei Morbus Crohn vorprogrammiert: Fett kann ohne Galle nicht vom Darm aufgenommen werden. Die Galle aber geht bei Morbus Crohn zum größten Teil verloren. Nur die letzte Dünndarmschlinge kann unverbrauchte Galle aufnehmen und der Leber, von der sie kommt, wieder zuführen. Ist die letzte Dünndarmschlinge aber krank oder wegoperiert, wandert die Galle weiter in den Dickdarm. Dort erzeugt sie Durchfälle wie ein starkes Abführmittel und geht verloren. Der Gallenvorrat nimmt rasch ab und reicht für die Fettaufnahme nicht mehr aus. Dann können auch die fettlöslichen Vitamine nicht mehr aufgenommen werden. Gleiches gilt für die lebensnotwendigen »essenziellen Fettsäuren«, die im Körper nicht erzeugt werden können.

Fettmangelzustände erkennt man am Cholesterinwert. Sinkt er unter einen willkürlich angenommenen Minimalwert von 120 mg/dl ab, muss mit einer verminderten Aufnahme von fettlöslichen Vitaminen und essenziellen Fettsäuren gerechnet werden. In diesen Fällen sind Behandlungsmaßnahmen angezeigt, um dem Energie-Defizit, den Mineralisationsstörungen des Knochenstoffwechsels, den Gerinnungsstörungen, den Haut- und Schleimhautveränderungen sowie den Störungen der Infektabwehr zuvor kommen.

Eisenmangelzustände

Eisenmangelzustände sind nicht nur durch starke Blutverluste bei der Colitis ulcerosa von Belang. Jede chronische Entzündung geht mit einer Verwertungsstörung der Eisenreserven einher. Ein erniedrigter TEBK-Wert zeigt an, dass die Transport- und Bindungsmöglichkeiten eingeschränkt sind, die für die Wiederverwendung des Körpereisens erforderlich sind. Das kann auch den Erfolg einer medikamentösen Eisenbehandlung beeinträchtigen. Im Roten Blutbild soll der Farbstoffgehalt des einzelnen roten Blutkörperchen (HbE) nicht unter den Grenzwert von 27 pg (Pikogramm) sinken.

Wasser- und Elektrolytstörungen

Wasser- und Elektrolytstörungen (Natrium, Kalium, Chlor) können bei wässrigen Durchfällen, besonders beim Kurzdarmsyndrom, Fragen aufwerfen, die nur im Einzelfall zu erörtern sind. Kalzium, Magnesium, Kupfer, Zink und anorganischer Phosphor gehören in die Routinekontrolle und sollten auch in der Ruhephase ein- bis zweimal im Jahr kontrolliert werden.

Behandlung der chronisch entzündlichen Darmerkrankungen

Solange die chronisch entzündlichen Darmerkrankungen nicht im Ganzen zu beseitigen sind, müssen die medizinischen Behandlungsmaßnahmen notgedrungen »symptomatisch« bleiben, das heißt, sie bleiben auf die erkennbaren Krankheitserscheinungen und deren Folgen ausgerichtet.

Das Ziel ist, den aktiven Krankheitsprozess in ein symptomfreies Ruhestadium zu überführen, das dem Betroffenen eine möglichst normale Lebensführung erlaubt.

Schwerpunktmäßig geht es dabei um die Eindämmung von Entzündungsprozessen, den Ausgleich von Mangelerscheinungen und Funktionseinschränkungen sowie um die Beseitigung von Passagehindernissen, Fisteln und selteneren Komplikationen. Dafür steht eine Reihe von bewährten Behandlungskonzepten zur Verfügung, die auf den Betroffenen und den gegenwärtigen Stand seines Befindens abzustimmen sind. Hier können also nur allgemeine Hinweise gegeben werden.

Medikamente zur Entzündungsbekämpfung

Bewährt haben sich die Salizylsäurepräparate sowie Metronidazol und Kortison. Salazosulfapyridin (Azulfidine®, Colo-Pleon®) ist in seinen Wirkungen und Nebenwirkungen am besten bekannt. In diesem Medikament ist die entzündungshemmende Salizylsäureverbindung 5-ASA mit einem bakterienhemmenden Wirkstoff, einem Sulfonamid, gekoppelt. Die Wirksamkeit dieses Mittels bei Colitis ulcerosa und Morbus Crohn des Dickdarms ist zweifelsfrei erwiesen. Bei Morbus Crohn ist die Wirkung auf den akuten Schub beschränkt. Bei Colitis ulcerosa kann die Zahl und wahrscheinlich auch die Schwere der Rückfälle durch Weiterbehandlung im beschwerdefreien Intervall eingeschränkt werden.

Nebenwirkungen, die dem Sulfonamid zugeschrieben werden, haben zur Entwicklung neuer Medikamente geführt, in denen die Salizylsäure (5-ASA) an einen anderen Begleitstoff gekoppelt ist (Intestinol®, Dipentum®) oder allein verwendet wird (Claversal®, Salofalk®). Der Vorteil der Kombinationspräparate scheint darin zu liegen, dass die wirksame Substanz erst im Dickdarm freigesetzt wird, wo sie ja hauptsächlich wirken soll. Alle Salizylsäurepräparate können als Tabletten (Kapseln), Zäpfchen oder Klysmen angewendet werden.

Metronidazol (Clont 400®, Flagyl 400®) wird besonders zur Behandlung von Fisteln im Darmausgangsbereich empfohlen. Während einer Langzeitbehandlung können gelegentlich Nervenentzündungen auftreten. Dauerschäden sind bisher nicht bekannt geworden. In der Schwangerschaft, in der Salizylsäurepräparate unbedenklich gegeben werden können, ist Metronidazol nicht anzuwenden.

Kortisonpräparate haben eine besonders intensive entzündungshemmende Wirkung. Sie sind allein geeignet zur Behandlung der entzündlichen Dünndarmveränderungen bei Morbus Crohn. Bei der Colitis ulcerosa können sie die Salizylsäurebehandlung während des Schubes und im Intervall wirksam unterstützen. Sie sind speziell zur Rückbildung entzündlicher Verschwellungen befähigt: Beim Darmverschluss, zum Abfangen eines schweren entzündlichen Krankheitsschubes und bei ausgeprägten Nebenerscheinungen (Gelenkentzündungen) sind vorübergehend hohe Dosen unvermeidbar. Schwer wiegende Nebenwirkungen sind durch Auswahl des geeigneten Mittels, der richtigen Dosierung, des Anwendungsortes und des Zeitplans meistens zu vermeiden.

Hilfsmittel können besondere Beschwerden erleichtern

Aluminiumhaltige Antacida (z.B. Phosphalugel®, Aludrox® u.a.) können durch Bindung der Durchfall erzeugenden Restgalle, zwischen den Mahlzeiten gegeben, die Zahl der Durchfälle senken. Einige Untersuchungen sprechen dafür, dass diese Mittel auch die Kortisonaufnahme durch den Darm einschränken ohne die örtliche Wirksamkeit zu beeinträchtigen (Phoscortil® = Phosphalugel + Prednisolon).

Ein Gemisch aus Salzen und Traubenzucker (Elotrans®) hilft, bei wässrigen Durchfällen Wasser durch die Darmwand in den Körper zu schleusen. Es wirkt bedrohlichen Flüssigkeitsverlusten und der Ausbildung von Nierensteinen entgegen.

Hemizellulose (Metamucil® = zermahlene Schalen des Wegerich) ist wegen seines hohen Wasserbindungsvermögens sehr gut zur Stuhlregulierung geeignet: Mit geschlagenen Bananen oder Apfelmus vermischt kann es wässrige Stühle binden. Fester Stuhl wird geschmeidig, wenn es mit viel Flüssigkeit angerührt wird: 300–400 ml pro Teelöffel sind nötig, um z. B. bei Colitis ulcerosa Blutungen durch Schleimhautreizung zu vermeiden.

Loperamid und Diphenoxylat + Atropin (Imodium® und Reasec®) dämmen die Durchfälle durch Verzögerung der Dünndarmbewegung ein. Bei Stenosen besteht die Gefahr eines Darmverschlusses!

Der Ausgleich von Mangelerscheinungen

Je nach den Ergebnissen der regelmäßigen Blutkontrollen werden Mangelerscheinungen ausgeglichen. Zur Verbesserung der Eiweißzufuhr stehen hochwertige Eiweißkonzentrate in Pulverform oder als flüssige Zusatznahrung in verschiedenen Geschmacksrichtungen zur Verfügung.

Während eines entzündlichen Schubes und in der Erholungsphase kann der erhöhte Eiweißbedarf oft nicht ausreichend durch Normalkost gedeckt werden. Vor geplanten Operationen ist die Normalisierung der Bluteiweiße eine der wichtigsten Maßnahmen zur Vermeidung von Komplikationen.

Zur Verbesserung der Fettzufuhr sind die vorhandenen Möglichkeiten bisher nur wenig genutzt worden: Bei Untergewichtigen mit Fettaufnahmestörungen geben wir mittelkettige Triglyceride. Diese aus kleineren Bausteinen zusammengesetzten Neutralfette können ohne Gallenvermittlung und ohne Verdauungshilfen vom Darm aufgenommen werden. Sie sind geeignet den Energiebedarf und die Mindestaufnahme an fettlöslichen Vitaminen zu sichern. Ceres®-Margarine und -Öl sind Fertigpräparate, die telefonisch oder durch Bestellkarte beim Hersteller angefordert werden können. Aufbaunahrungen, die mit mittelkettigen Triglyceriden angereichert sind, tragen die Bezeichnung »MCT« (Medium Chain Triglycerides).

Die unentbehrlichen essenziellen Fettsäuren können durch bestimmte Pflanzenöle (s. S. 132) zugeführt werden. Dies muss morgens mit der ersten Nahrungsaufnahme erfolgen, solange der nachts neugebildete Gallenvorrat noch genutzt werden kann. Das Öl muss sehr fein verteilt werden, um der wenigen Galle genügend Angriffsfläche zu bieten: Als Öl-Wasser-Emulsion, in Quark verrührt oder als Gebäck. Der Nutzen dieses Angebots ist groß: Es führt die dringend benötigten essenziellen Fettsäuren zu; es bindet dabei Galle, die keinen Durchfall mehr auslösen kann; es bremst sehr wirksam die Darmbewegung ab, und es ist nach Darmoperationen eine der stärksten Anregungen zur Wiedergewinnung verloren gegangener Darmfunktionen (Adaptation).

Eisen, Elektrolyte und Spurenelemente müssen oft ergänzt werden, aber nur selten auf dem Blutwege. Vitamin B_{12} dagegen muss intravenös, intramuskulär oder subkutan verabreicht werden, wenn der Schilling-Test einen Mangel anzeigt. Eine Adaptation ist möglich.

Künstliche Ernährung

Bei ausbleibendem Behandlungserfolg oder bei Unverträglichkeit der Medikamente kann man versuchen, den Darm durch Ruhigstellung zur Ausheilung zu bringen. Hochwertige, reizstofffreie Nährstoffe werden so in ihre Grundbausteine zerlegt, dass sie ohne nennenswerte Verdauungsleistung in den ersten hundert Zentimetern des Dünndarms aufgenommen werden können, ohne Rückstände zu hinterlassen. Die meisten dieser Elementardiäten, die auch als »Astronauten-Kost« bekannt geworden sind, haben einen widerlichen Geschmack, sodass sie über eine Sonde gegeben werden müssen. Wird das Sondenende in den oberen Dünndarm gelegt, stellen Magen und Bauchspeicheldrüse ihre Fermentabsonderungen ein. Die entzündeten Darmabschnitte kommen nicht mehr mit Verdauungsfermenten in Kontakt. Die Sondenbehandlung ist der Medikamentenbehandlung gleichwertig, in manchen Fällen sogar überlegen. Sie kann ohne Schaden beliebig lange durchgeführt werden.

Besonders nützlich ist sie für die Vorbereitung geplanter Operationen geworden: Entzündungsaktivität und Entzündungsausbreitung gehen zu-

Belastung durch Diagnose und Therapie

Diagnostische und therapeutische Maßnahmen stellen Belastungen dar, die den Betroffenen gerade dann zugemutet werden, wenn sie durch erhöhte Krankheitsaktivität körperlich und seelisch besonders belastet sind. Das darf nicht dazu führen, dass die verständliche Abwehr gegen die Krankheit sich auch gegen die notwendigen Maßnahmen richtet. Die Betroffenen müssen von vornherein so in die Diagnose- und Therapiegestaltung mit einbezogen werden, dass sie durch Aufklärung und Selbsterfahrung zu einer selbstverantwortlichen Mitarbeit ermutigt und befähigt werden. Es ist wichtig zu wissen, woran man ist, und dass man selbst etwas tun kann.

Dieses Ziel wird durch den Hausarzt allein nicht immer zu verwirklichen sein. Ein mit der Erkrankung gut vertrauter Facharzt und ein erfahrener Psychologe sollten dem Betroffenen und seinem behandelnden Arzt jederzeit beratend zur Verfügung stehen. Selbsthilfegruppen können dazu entscheidende Hilfestellungen geben. Es ist das Anliegen dieses Beitrags, Betroffene und behandelnde Ärzte, Fachärzte und Psychologen, Selbsthilfegruppen und nicht zuletzt auch die Krankenkassen zu dieser unkonventionellen, unbürokratischen, aber unserer Erfahrung nach sehr effektiven Zusammenarbeit zu ermutigen.

rück; das schafft entzündungsfreie Resektionsränder, und es muss weniger Darm entfernt werden. Fistelabsonderungen nehmen ab; das verringert die Gefahr der Wundinfektionen. Der sorgfältige Ausgleich von Störungen der Stoffwechsel- und Energiebilanz hat zu dem drastischen Rückgang von Operationskomplikationen beigetragen. Alle Maßnahmen helfen dabei, risikoreiche Notfalloperationen möglichst ganz zu vermeiden oder in weniger riskante Planoperationen zu überführen.

In einigen Fällen ist eine zusätzliche oder auch eine alleinige Ernährung über das Venensystem nötig (parenterale Ernährung). Das kann den Heilungsprozess manchmal beschleunigen.

Kapitel 6

Aspekte der chirurgischen Behandlung

Da wir heute unverändert die Ursache der Krankheit und damit eine kausale Behandlungsmöglichkeit nicht kennen, gilt die Maxime, ein Leben mit der Krankheit zu ermöglichen. Dabei steht die Operation als aggressivstes Behandlungsverfahren zwangsläufig am Ende der Behandlungskette, ist also ein ergänzendes, nicht konkurrierendes Behandlungsprinzip.

Für eine Operation gilt auch, dass durch sie als einzige Behandlung ein Zustand erreicht wird, der einer de facto-Genesung entspricht. Ihre Hypothek ist ein Rückfallrisiko, das kumulativ nach 4 Jahren 40 % erreicht. Dagegen ist das Operationsrisiko sehr gering geworden, die globale postoperative Komplikationsquote auf annähernd 10 % abgesunken. Die operativ erreichte »Heilung« kann leider für viele nur eine zeitlich befristete sein. Allerdings, nicht jeder Rückfall bedeutet zwangsläufig auch eine neuerliche Operationsnotwendigkeit; etwa nur die Hälfte der postoperativ rückfälligen Patienten benötigen eine neuerliche Operation. Deutlich wird, dass viele Betroffene, die bereits erfolgreich operiert wurden, viel eher einer Wiederholungsoperation zuneigen als nicht Operierte, eingedenk der glücklichen Erfahrung, frei von Krankheitserscheinungen und ständigen Behandlungsnotwendigkeiten gewesen zu sein. Dabei ist ein günstiger Umstand, dass der Morbus Crohn die aus Sicht der Wiederholungsoperation sehr angenehme Eigenheit besitzt, dass er kaum zu Verwachsungen in der Bauchhöhle neigt. Zudem sind diese mit Ausnahme der unmittelbaren Erkrankungsumgebung meist dann auch nur sehr zarter Natur, sodass ein Wiederholungseingriff selten schwieriger wird als eine primäre Operation.

Gründe für die Operation

Welche Gründe bei chronischem Verlauf eine Operation sinnvoll oder gar zwingend erforderlich machen, ist weitgehend abgesichert. Es sind dies hochgradige Einengungen (Stenosen), entzündliche Gangverbindungen zu benachbarten Organen (wie Darmschlingen, Harnblase, Scheide) oder zur Haut (so genannte Fisteln), Eiteransammlungen durch örtliche Gewebezerstörung (Abszesse – oft die Vorläufer von Fisteln), das mangelhafte Ansprechen auf eine konservative Behandlung, Gedeihstörungen im Wachstumsalter und schwere Manifestationen bzw. Therapiefolgen außerhalb des Darmtraktes (z. B. Augen, Gelenke, Knochen), schließlich auch die drohende oder bereits eingetretene krebsige Entartung.

Fisteln

Fisteln sind widernatürliche Gangverbindungen aus Hohlorganen (Magendarmtrakt, Atemwege, Harnwege, Scheide) zu benachbarten Hohlorganen oder zur Haut. Sie entstehen zumeist durch eine Entzündung, dann oft über eine eitrige Einschmelzung (Abszess) nach dessen spontanem Durchbruch oder operativer Eröffnung, weiterhin durch Krebserkrankungen, Verletzungen von Hohlorganen oder durch Heilungsstörungen nach Operationen. Manchmal werden sie künstlich angelegt, um ein Hohlorgan zu entlasten. Man unterscheidet Röhren- und Lippenfisteln. Während Röhrenfisteln einen von Entzündungsgewebe ausgekleideten, nicht selten mehrfach verzweigten Gang (so genannte Fuchsbaufisteln) darstellen, grenzt bei Lippenfisteln Schleimhaut direkt an Schleimhaut oder Haut. Diese Unterscheidung hat praktische Konsequenzen: Eine Röhrenfistel ist nach Beseitigung der auslösenden Ursache spontan heilungsfähig, eine Lippenfistel schließt sich nie von selbst. Auch in ihren Auswirkungen für die Betroffenen sind sie unterschiedlich: Eine Lippenfistel macht sich nur durch die Fehlabsonderungen des befallenen Hohlorgans bemerkbar, eine Röhrenfistel ist weiter entzündungsaktiv, eitert, verursacht Schmerzen, die sich bei oberflächlichem Fistelschluss erheblich verstärken und zu einem Abszessrückfall führen können, während die Fehlabsonderungen gering sein können oder praktisch ganz fehlen.

Krebsrisiken

Die frühere Auffassung, der Morbus Crohn ginge im Gegensatz zur Colitis ulcerosa nicht mit einem höheren Krebsrisiko einher, ist leider falsch, auch wenn das Risiko nicht die Größenordnung der Colitis ulcerosa zu erreichen scheint. Besonders tückisch ist dabei die oft verborgene Lage des Krebses in Darmengen (Stenosen) und Fisteln, sodass die Diagnose oft erst anhand des operativ entfernten Materials gestellt werden kann. Insbesondere Engen des Dickdarms, die nicht mehr mit einem Darmspiegel passiert und damit überwacht werden können, oder Fisteln mit ausgeprägten Verhärtungen wären nach diesen Erfahrungen auch dann ein Operationsgrund, wenn sie ansonsten keine oder wenig Beschwerden unterhalten.

Größere Notoperationen lassen sich heute weitgehend vermeiden. Sie sollten auch unbedingt umgangen werden, da ihr Operationsrisiko ungleich höher liegt (z.B. toxisches Megacolon, Darmverschluss, schwere Blutungen). Wenn das Geschehen allerdings unter optimaler internistischer Behandlung nicht innerhalb von 48 Stunden sich deutlich bessert, muss unverzüglich operiert werden, da sonst die Gefahren übermäßig wachsen.

Operationsplanung

Entgegen früheren Auffassungen, ein Morbus Crohn müsse so radikal wie ein Krebsleiden operiert, die Entzündungsfreiheit der Darmschnittränder notfalls durch Schnellschnittuntersuchungen gesichert werden, gilt heute das Prinzip, am Dünndarm so sparsam wie möglich zu operieren, d. h. sich auf die Entfernung des beschwerdeursächlichen Darmabschnittes zu beschränken und die Darmnaht im vom Aspekt unauffälligen Bereich anzulegen. Gering erkrankte Abschnitte (skip lesions) oder auch eindeutig krankhaft veränderte Lymphknoten werden bewusst belassen oder im Falle umschriebener Engenbildungen lediglich der Länge nach gespalten und quer vernäht, um wieder eine ausreichende Darmweite zu erreichen (Strikturoplastik). Es hat sich gezeigt, dass die Heilung von Darmnähten nicht schlechter ist, auch wenn sie feingeweblich oder – wie bei der Strikturoplastik– bereits mit dem Auge erkennbare entzündliche Veränderungen enthalten. Kurioserweise – und wie vieles bei dieser Krankheit nicht erklärbar – ist sogar die Rückfallgefährdung geringer, wenn eher sparsam als zu großzügig operiert wurde. Diese Rückfallgefährdung ist denn auch die Haupthypothek für die Operation, kann sie doch über Wiederholungsoperationen schließlich zu einer so hochgradigen Verkürzung des Dünndarms, als dem für die Nahrungsaufbereitung und -aufnahme wichtigsten Darmabschnittes, führen, dass eine natürliche Ernährung nicht mehr gewährleistet ist (Kurzdarmsyndrom).

Ohne großen Schnitt

Es hat sich eingebürgert, diese Form der Operation als minimale Chirurgie (»minimal surgery«) zu bezeichnen. Allerdings hat diese Einschätzung zu dem Missverständnis geführt, als wäre der Eingriff kleiner und damit weniger belastend. Minimal ist nur das Darmopfer, Operationsrisiko und -belastung aber gleich – sie sind wesentlich durch die Notwendigkeit einer Darmnaht bestimmt.

Derart Betroffene sind auf eine ständige künstliche Zufuhr von Nährstoffen über die Blutbahn angewiesen.

Minimal invasive Chirurgie

Das Stichwort »minimal« führt zur »minimal invasiven Chirurgie«. Gemeint ist hiermit die neuartige Operationstechnik, die die Bauchdecke nur mit kleinen Schnitten eröffnet zur Einführung von Röhren, über die unter Sicht einer Videokamera die Bauchoperation durchgeführt wird (laparoskopische Chirurgie). Der Vorteil besteht in den kleinen, wenig belastenden, auch kosmetisch günstigen Bauchschnitten, die auch eine schnellere Erholung erlauben, der Nachteil neben erheblich höherem Aufwand und Kosten in operationstechnischen Schwierigkeiten bei unübersichtlichen Verhältnissen aus Krankheit und Voroperationen, zumal der Methode notwendigerweise eine wesentliche chirurgische Orientierungshilfe, das Tastvermögen, abgeht. Dies kann eine Umdisposition auf eine herkömmliche Operation notwendig machen. Grundsätzlich ist die Methode auch bei chronisch entzündlichen Darmkrankheiten möglich und auch schon erprobt worden; es ist aber zu bedenken, dass sich diese Operationsart noch in der Experimentierphase befindet, die frühpostoperativen Vorteile sich nach wenigen Tagen relativieren, sodass nur der kosmetische Vorteil verbleibt, und schließlich noch nicht absehbar ist, wie sie sich auf die Spätergebnisse, insbesondere die Rückfallquote, auswirkt. Da sich an dem eigentlichen operativen Akt, der Darmentfernung, nichts ändert, können die Ergebnisse günstigstenfalls genauso gut wie bei herkömmlicher Operation sein!

Anders ist die Situation am Dickdarm. Er hat keine wesentliche Bedeutung für die Verdauungsfunktion, da er nur der Stuhleindickung dient.

INFO

Laparoskopische Operationen (minimal-invasive-Chirurgie = MIC)

Über einen Kleinstzugang (Punktion oder Minischnitt) wird zunächst die Bauchhöhle mit Gas gefüllt, um die Darmschlingen von der Bauchwand abzudrängen und Übersicht in der Bauchhöhle zu gewinnen. Danach wird ein Hauptarbeitskanal geschaffen, eine ventilartig geschlossene Röhre in die Bauchdecke eingesetzt und über diese eine Videokamera eingeführt, die das Bild des Bauchinneren auf einen Fernsehbildschirm überträgt. Unter dieser Sicht werden weitere 2 bis 3 Arbeitskanäle von verschiedenen Punkten der Bauchwand eingerichtet, über die Instrumente zum Freihalten des Operationsgebietes, Fassen des Operationsobjektes, Darstellen der Operationsräume, Auslösen des erkrankten Organs, Blutstillen und Nähen eingebracht werden. Darmnähte werden mit Klammernahtgeräten durchgeführt. Hierfür wie auch zur Bergung großvolumiger Organe (z. B. eines Darmabschnittes) können zusätzliche Hilfsschnitte in Bauchdecke (oder Scheide) erforderlich werden.

Dieses Operieren ist deutlich schwieriger, nicht nur wegen des technischen Aufwandes, sondern auch weil der Operateur (bisher) nur zweidimensional über den Bildschirm sieht, ein Gefühl für die Raumtiefe nur indirekt zu gewinnen ist, mit langen Instrumenten und großer Übersetzung gearbeitet werden muss und das Tastvermögen stark eingeschränkt ist. Das Vorgehen hat daher einen hohen Lern- und Übungsbedarf mit anfangs deutlich längeren Operationszeiten und höheren Umdispositionsraten auf eine herkömmliche Operation. Auch die Kombination einer laparoskopischen Operation mit herkömmlichen Operationstechniken ist denkbar (laparoskopisch-assistierte Operation).

Die Vorteile der Operation: geringe Belastung des Patienten durch das Fehlen eines größeren Bauchschnittes, bessere postoperative Atemfunktionen, rascheres Wiedereinsetzen der Darmtätigkeit, schnellere Erholung, Verkürzung der Krankenhausaufenthaltsdauer und kosmetisch günstigeres Resultat. Ob später Vorteile oder Nachteile bestehen, etwa eine höhere Rückfallgefährdung oder Komplikationsquote beim Morbus Crohn durch die Nahttechnik, ist derzeit noch nicht absehbar.

Eine vollständige Dickdarmentfernung kann ohne wesentliche Einbußen an Lebensqualität gut ertragen werden. Ist der unterste Abschnitt, der Mastdarm, gesund, kann bei einer Nahtverbindung von Dünn- und Mastdarm (Ileorektostomie) nach einer Anpassungsphase eine sehr gut erträgliche Situation mit 2 bis 5 Stuhlentleerungen erreicht werden. Diese Mastdarmerhaltung ist wenn irgend möglich anzustreben, da der intakte Verbund aus Mastdarm und After ein wesentlich besseres funktionelles Resultat liefert als jede andere Form einer kontinenzerhaltenden Rekonstruktion, insbesondere die Pouchanlagen (s. u.). Ist der Mastdarm entzündungsfrei und der After intakt, kann so nach meinen Erfahrungen bei fast 80 % der Betroffenen die Kontinenz langfristig oder dauerhaft erhalten und damit ein Stoma vermieden werden.

Stomaanlage

Problematisch wird es, wenn der Mastdarm so schwer erkrankt ist, dass eine Erhaltung nicht möglich ist. Dann muss ein künstlicher Darmausgang (Stoma) angelegt werden, meist wegen der gleichzeitigen Dickdarmbeteiligung als Dünndarmausgang (Ileostomie). Diese Entscheidung ist sicherlich die größte Belastung, da sie von dem Betroffenen das höchste Opfer verlangt. Nur wenn er spürt, dass die Krankheit ihn ruiniert, wird er sich hierzu bereit finden. Ich habe aber vielfach die Erfahrung gemacht, dass diese Schwerkranken durch die fast schlagartige Besserung ihres Befindens das Stoma im Nachhinein als viel weniger gravierend erleben, als sie es erwartet hatten. Über 90 % der Betroffenen erholen sich so gut und können mit so geringen Einschränkungen leben, dass sie ihr Dasein erst mit der Stomaanlage wieder als lebenswert empfinden.

Gerade im Zusammenhang mit der Notwendigkeit einer Ileostomie gründeten sich viele Hoffnungen auf die Möglichkeit, durch die Bildung eines Dünndarmreservoirs (Pouch, z. B. Kock'sche Tasche, restaurative Ileoanostomie) die Kontrolle über die Stuhlentleerung nicht zu verlieren. Für die Colitis ulcerosa ist dies die Behandlungsmethode der Wahl. Bei guter Funktion, die bei zwei Drittel der Betroffenen erreicht wird, kann man 4 bis 6 Stühle pro Tag erwarten bei meist ausreichender, wenn auch geminderter Kontinenzleistung. Es ist aber eine aufwändige Konstruktion mit etlichen, derzeit noch nicht oder wenig befriedigend gelösten Problemen, sodass der Entschluss hierzu keineswegs leichtfertig fallen sollte.

INFO

Stomaanlage

Als Stoma bezeichnet man die künstliche Vorlagerung des Darmes vor die Bauchdecke zur Stuhlableitung. Die Stomaanlage gehört zu den ältesten und sichersten chirurgischen Behandlungsmaßnahmen am Darm. Planmäßig, wenn auch selten wurde sie schon im 18. Jahrhundert eingesetzt. Während die früher schwierigen Versorgungsbedingungen des Stomas, die es zum Schrecken werden ließ, heute sehr befriedigend gelöst sind, bestehen die Ängste vor der Verunstaltung und der sozialen (Selbst-)Ausgrenzung wegen der Auffälligkeiten aus der Stomafunktion (Geruchsbelästigung, Geräusche, auftragende Beutelfüllung) fort. Eine Stomaanlage ist daher immer die letzte Lösung, wenn alle anderen Hilfen versagen. Dann aber ist es auch eine Maßnahme, die wieder ins Leben zurückführt. Stellvertretend für viele gleichartige Erfahrungen mögen hier Auszüge aus einem Brief einer Patientin stehen:
»...Sie hatten Recht, für mich hat ein ganz neues Leben begonnen. Ich fühle mich frei und unbeschwert. Seit 21 Jahren ist es mir nicht mehr so gut gegangen. Ich weiß jetzt, dass das Leben mit meinem Stoma lebenswert ist.«

Leider aber begünstigt eine derartige Reservoirbildung die Rückfallneigung des Morbus Crohn mit dann erheblichem Darmverlust, sodass sie sich hier verbietet. Eine Erhaltung des Schließmuskelapparates ist auch dann unmöglich, wenn der After durch Entzündungsvorgänge zerstört ist. Die schwersten derartigen Fälle sieht man bei Crohnpatienten mit Erkrankung des Mastdarms. Hier ist ein Stoma unverzichtbar.

Erkrankungen des Afters

Dies führt zum letzten Punkt meiner Überlegungen, den Erkrankungen des Afters (anale Manifestationen), die wenigstens 40 % aller Crohnpatienten betreffen. Zumeist handelt es sich um mehr oder weniger ausgedehnte Fisteln, seltener um Geschwüre (Ulzera, Fissuren), Hautlappenbildungen oder Verengungen (Stenosen). Während früher aus Sorge um die Schließmuskelfunktion und wegen der Rückfallgefährdung das chirurgische Vorgehen äußerst zurückhaltend war, hat sich gezeigt, dass die Mehrzahl dieser belastenden, hygienisch und ästhetisch so unerfreulichen Veränderungen durchaus operativ erfolgreich zur Heilung gebracht oder in ein inaktives, wenig belastendes Stadium überführt werden kann, wenn der Chirurg über die entsprechende Erfahrung verfügt. Bei dem Entschluss zu einer Fisteloperation sollte auch bedacht werden, dass es sich bei der Crohnentzündung um eine wanddurchsetzende zerstörende Entzündung handelt, die bei mangelhafter Krankheitsbeherrschung sehr wohl in der Lage ist, im Laufe der Jahre After und Schließmuskulatur so zu zerstören, dass die Stuhlkontrolle verloren geht, schließlich auch in solchen Fisteln sich vereinzelt Krebse entwickeln können. Eine günstige Perspektive bahnt sich hier in der Kombination der Operation mit einer Anti-TNF-Alpha-Therapie an, die die Wundheilung wesentlich beschleunigen und Restfisteln zur (vorübergehenden) Ausheilung bringen kann.

Zusammenfassung

Chirurgie bei Morbus Crohn und Colitis ulcerosa ist eine anspruchsvolle Aufgabe. Sie kann nur im Zusammenwirken aller Beteiligten überzeugend gelöst werden. Mindestens 80 % aller Crohnpatienten werden in irgendeiner Form mit der Notwendigkeit einer Operation konfrontiert. Darum ist anzustreben, dass der Chirurg den Patienten frühzeitig kennen lernt, auch wenn eine Operation aktuell nicht ansteht. Aus der Kenntnis des Verlaufs lassen sich die Behandlungsentscheidungen ungleich zuverlässiger treffen. Wichtiger aber noch erscheint mir, dass sich ein Vertrauensverhältnis entwickeln kann. Sich ohne innere Zweifel anvertrauen zu können, ist die Basis allen Erfolges.

Die Zusammenarbeit von anthroposophischen Ärzten und Gastroenterologen bei chronisch entzündlichen Darmerkrankungen

Wird eine chronisch entzündliche Darmerkrankung diagnostiziert, ist dieses immer ein tiefer Einschnitt im Leben des Betroffenen, körperlich, seelisch und für seine individuelle Biografie. Er hat sich damit auseinander zu setzen, dass diese Krankheit ihn sehr wahrscheinlich lebenslang begleiten wird.

Aus dieser Feststellung ergeben sich für den Betroffenen viele Fragen, die einerseits konkret die Krankheit, deren Therapie und Prognose betreffen. Andererseits werden auch grundsätzliche Fragen aufgeworfen: »Warum gerade ich?«, »Wie kann ich die Krankheit in mein Leben integrieren?« Es geht dabei immer um ein Verständnis der Krankheit in Bezug auf individuelles Leben. Um auf diese Fragen eingehen zu können, benötigen die behandelnden Ärzte einerseits ein hoch qualifiziertes naturwissenschaftliches Verständnis der Krankheitsbilder und Erfahrung in deren Therapie und andererseits die grundlegenden Kenntnisse der Ganzheit Mensch. Nur aus ihr lässt sich eine engagierte Therapie ableiten mit dem Ziel der Heilung. Die Heilung bleibt das ärztliche Ziel, auch wenn zunächst nur eine Besserung des Krankheitsverlaufes zu erreichen ist. An dieser Nahtstelle zwischen naturwissenschaftlichen Kenntnissen und dem Individuum, das um Verständnis seiner Krankheit ringt, kann der anthroposophische Arzt seine Möglichkeiten einbringen.

In diesem Beitrag wollen wir die diagnostische Vorgehensweise und Therapiefindung der anthroposophischen Medizin in den Vordergrund stellen. Daran soll deutlich werden, wie durch die anthroposophische Medizin die gastroenterologische Behandlung der chronisch entzündlichen Darmerkrankungen erweitert werden kann.

Anthroposophie

Der anthroposophische Arzt versucht die komplexen Phänomene auf leiblicher, seelischer und individueller Ebene wahrzunehmen und durch Bezugnahme auf den gesunden menschlichen Organismus in einem anschaulichen Begriff das geistige Band für diese Phänomene zu geben. Damit wird die Grundlage für eine pathophysiologische Auffassung des Krankheitsgeschehens entwickelt, aus der sich die Therapie ableiten lässt. Versuchen wir diesen Weg, beginnend mit den leiblichen Phänomenen, zu gehen.

Bei den chronisch entzündlichen Darmerkrankungen wird der Verdauungstrakt angegriffen. Dies geschieht entweder vom Enddarm ausgehend, auf den Dickdarm beschränkt in einer entzündlichen Auflösung nur der Schleimhaut, wobei Blut- und Schleimabgänge im Vordergrund stehen oder indem alle Abschnitte von der Mundhöhle bis zum Anus und die gesamte Darmwand betroffen sein können, mit der Neigung zu Fistelbildungen, Abszessen und narbigen Verengungen. Es kommt zu einer »Verdauung des Magen-Darm-Traktes« und die eigentliche Verdauung und Resorption sind beeinträchtigt. Damit wird deutlich, dass sich ein Prozess aus dem Gesunden an eine falsche Stelle (Magen-Darm-Wand) verschoben hat. Eine Möglichkeit der Krankheitsentstehung ist: Ein gesunder Prozess tritt an einem falschen Ort auf.

Diese Idee der Pathogenese wirft weitere Fragen auf: »Was ist die Aufgabe des Stoffwechselsystems?« »Finden wir an anderen Orten des menschlichen Organismus Prozesse, die den »normalen« (physiologischen) Stoffwechselvorgängen entsprechen?« Die Aufgabe des Stoffwechselsystems besteht in der Verdauung, der Resorption (Aufnahme) und Ausscheidung von Fremdsubstanzen, die der Ernährung dienen. Die Nahrung, die zunächst im menschlichen Organismus fremd ist, wird nach der Aufnahme verdaut, also zerstört und abgebaut. Dabei darf sich die Wirkung eines Stoffes aus der äußeren Natur im Menschen nicht fortsetzen, sondern muss überwunden werden, z.B. dürfen Eiweiße nicht faulen, Kohlenhydrate nicht gären und Fette nicht ranzig werden. Damit der Verdauungsvorgang leichter möglich ist, leistet der Mensch eine Art Vorverdau-

Entzündungsprozess

Stellen wir uns das Eindringen eines Fremdkörpers durch die Haut vor, beispielsweise eines Holzsplitters. Dieses Eindringen ruft eine Reaktion mit Blutandrang, Schwellung, Rötung, Wärmung und Schmerz hervor. Eine akute Entzündungsreaktion (seröse Entzündung) beginnt. Dieser 1. Phase als seröse Entzündung folgt die 2. Phase, die so genannte fibrinöse Entzündung. Der zu Beginn dynamische Prozess kommt zur Ruhe, wobei jetzt das zelluläre Element überwiegt. Es folgt die 3. Phase, die eitrige Entzündung. In dieser Phase wird versucht, den Fremdkörper zu verdauen. Es kommt zu abgestorbenen Zellen, der Eiterbildung. Liegt der Holzsplitter in dieser Phase oberflächlich, kann er ausgestoßen werden und es kommt zur Wundheilung mit Narbenbildung.
Liegt der Holzsplitter aber zu tief um ausgestoßen werden zu können, schließen sich die 4. Phase, die chronisch proliferative Entzündung (mit Plasmazellen, Monozyten und Fibroblasten) sowie die 5. Phase, die granulomatöse Entzündung an. Schließlich führt diese chronische Entzündung zu einer Abkapselung des Holzsplitters und Granulombildung. Dieses Fremdkörper- (Holzsplitter-) Granulom bleibt ein fremder Ort im Organismus. Es wird ständig versucht, diese fremde Welt zu verdauen.
Während die akute Entzündung (1. bis 3. Phase) mit der Eiterbildung und Ausstoßung des Fremdkörpers und anschließenden Wundheilung beendet ist, kommt es bei chronischen Entzündung (3. bis 5. Phase) zu einer Fremdkörper-Granulom-Bildung, wenn es nicht gelingt, den Fremdkörper auszustoßen, weil dieser zu tief eingedrungen ist. Das Granulom ist eine geschwulstähnliche Gewebeneubildung. In dem Inneren des Granuloms laufen Verdauungs- und Auflösungsprozesse ab, die nach außen von einer verhärteten Gewebekapsel umgeben sind.

ung, etwa durch den Kochprozess. Erst wenn diese Fremdstoffe bis in ihre Grundbestandteile verdaut sind, können sie durch die Darmwand, die die Grenze zur »Innenwelt« bildet, aufgenommen und im Weiteren zu menschlichen Substanzen aufgebaut werden. Alle Stoffe, die nicht verdau- bzw. resorbierbar sind, werden nicht nach innen (Resorption), sondern nach außen abgeschieden (Ausscheidung).

Unsere zweite Frage war: »Finden wir an anderen Orten des menschlichen Organismus Prozesse, die den »normalen« Stoffwechselvorgängen entsprechen?« Verdauung geschieht im Stofflichen auch noch auf andere Art.

Gegenüber allem Fremden betreiben wir eine Art von Verdauung. Auch durch den Entzündungsprozess verdauen wir das Fremde, wie am Beispiel des Holzsplitters gezeigt werden konnte. Nichts Anderes geschieht bei einem bakteriellen oder viralen Infekt.

Die ursprünglich physiologische Entzündungsantwort des GALT (gut-associated lymphoid tissue = Immunsystem des Darmes) führt nicht zur Elimination des Antigens und Reparation der Darmschleimhaut, sondern zur weiteren Zerstörung der Mukosa. Dieser Circulus vitiosus aus Eintritt von luminalen Antigenen, Entzündungsantwort des mukosalen Immunsystems und dadurch verursachter Schädigung der Mukosa mit weiterer Störung der mukosalen Barriere könnte die Pathogenese der chronisch-entzündlichen Darmerkrankungen beschreiben. Neuere Beobachtungen sprechen dafür, dass diese immunologischen Veränderungen für Morbus Crohn und Colitis ulcerosa unterschiedlich sind«.

Unterschiede bei den Darmerkrankungen

Der Morbus Crohn und die Colitis ulcerosa werden als chronisch entzündliche Darmerkrankungen zusammengefasst, weil bei beiden das histologische Bild klassische Komponenten chronisch-entzündlicher Infiltrate aufweist. Der langwierige chronische Krankheitsverlauf wechselt mit akuten und hyperakuten Phasen, die lebensbedrohlich sein können. Offenbar sind die zellulären Elemente (Lymphozyten, Fibroblasten, Granulozyten, Makrophagen etc.) in der Lage, durch die Bildung von Cytokinen (z. B. Interleukine) und Mediatoren (z. B. Arachidonsäurederivate) die chronische in eine akute Entzündung zu überführen, ohne dass es um die eigentliche Verdauung von »Fremdem« geht.

Das bedeutet, wir haben es mit der gegenläufigen Bewegung zu dem »normalen« Entzündungsprozess zu tun: Der eigentliche Entzündungsprozess vom humoralen in den zellulären Bereich wird umgekehrt und der zelluläre Bereich schafft sich seine akute Entzündungsphase. Im letzten Stadium des Entzündungsprozesses, der granulomatösen Entzündung, fanden wir im Granulom die Tendenz zu entzündungsähnlicher Gewebeneubildung. Diese Tendenz in einem chronischen Entzündungsprozess zeigt sich einerseits in der Bildung von epitheloidzelligen Granulomen (Morbus Crohn) und Entstehung von Pseudopolypen (Colitis ulcerosa), andererseits aber auch in der Gefährdung zu maligner (krankhafter) Entartung (Colon-Karzinom und primär sklerosierende Cholangitis als Präkanzerose).

Zusammenfassung

Worauf kommt es zusammengefasst dem anthroposophischen Arzt an: »Die Natur ist der große Führer zum Göttlichen; und des Menschen bewusstes Suchen nach den Quellen der Wahrheit soll folgen den Spuren ihres schlafenden Willens.« (R. Steiner, Lucifer-Gnosis 1903).
Der anthroposophische Arzt schult seine Wahrnehmungsmöglichkeiten durch seine Sinne (es handelt sich um 12 Sinne in der anthroposophischen Menschenkunde). Die so gewonnene Phänomenologie der chronisch-entzündlichen Darmerkrankungen, ergänzt durch die Phänomene der Morphologie, Histologie und Pathophysiologie, ergeben ein zusammenhängendes Bild auf der physisch-leiblichen Ebene.

Den charakteristischen Unterschieden zwischen Morbus Crohn und Colitis ulcerosa lassen sich weitere anfügen, wie etwa, dass bei der Colitis ulcerosa häufiger granulozytär eitrige Entzündungskomponenten auftreten. Beim Morbus Crohn überwiegen dagegen die Infiltrate mit Plasmazellen, Makrophagen und Lymphozyten. Dies bedeutet, dass die Colitis ulcerosa eher eine Tendenz zur akuten Entzündung hat.

Weisen diese Unterschiede darauf hin, dass es sich um zwei verschiedene Krankheiten handelt? Die bisher zusammengetragenen Phänomene auf der physisch-leiblichen Ebene bejahen diese Frage, zumal der Morbus Crohn typischerweise mehr im Inneren am terminalen Ileum auftritt, dort, wo wirklich Verdauung und Resorption geschehen. Dagegen beginnt die Colitis ulcerosa am Ausscheidungspol des Stoffwechselsystems, von der Proktitis kontinuierlich aufwärts das gesamte Colon befallend. Die Colitis ulcerosa tritt also dort auf, wo der Stoffwechsel fast wieder Außenwelt ist.

Die seelische und individuelle Ebene

Nach der genauen Betrachtung der leiblichen Phänomene erweitert der anthroposophische Arzt seine Wahrnehmungen auf die seelische und individuelle Ebene, die sich ebenfalls in Phänomenen ausdrückt. Auch im Seelischen wird unterschiedlich »verdaut«. Dringt ein fremder Eindruck aus der Außenwelt in uns ein, macht dieser eine zentripetale Bewegung. Es kann geschehen, dass der Mensch zurückweicht und dieser zentripetalen Bewegung keine zentrifugale entgegensetzen kann. Der ängstliche Mensch bzw. der Mensch im Schreck zeigt, wie alles aus der Peripherie zum Zentrum weicht, erkennbar an Blut und Wärme. Der Mensch wird blass und kalt, die Pupillen weiten sich und er öffnet sich umso mehr den fremden Einflüssen, womit er in der Gefahr steht sich selbst zu verlieren. Er »erstarrt« bzw. »erstickt« an seinem angehaltenen Atem.

Ganz anders der mutige Mensch. Jeder zentripetalen Bewegung setzt er eine zentrifugale entgegen und hält so ein Gleichgewicht zwischen Eindruck und Ausdruck. Der Mensch in der Wut zeigt, dass auch ganz zentrifugal in die Peripherie gedrungen werden kann. Er tobt und schäumt, tritt mit seinem Selbst über alle Ufer und drückt es der Umwelt auf. Er wird rot (Umverteilung in die Peripherie) und sieht rot.

Der geistige Bereich

»Verdauung« spielt sich aber nicht nur auf der leiblichen und seelischen Ebene ab, sondern auch im individuellen (geistigen) Bereich. Jeder Mensch hat sich mit seinen Elterngenerationen und den Vererbungskräften auseinander zu setzen. In dieser Auseinandersetzung entwickelt und stärkt er seine Persönlichkeit.

Auch hier gibt es polare Entwicklungen: Einerseits denjenigen Menschen, der sich lebenslang nicht ausreichend von den Eltern lösen kann, ohne dass er eine Eigenständigkeit entwickelt. Diese Menschen bleiben der Vergangenheit verbunden. Andererseits erleben wir Menschen, die häufig auch von sich sagen: »Ich war immer anders als die anderen Familienmitglieder«. Sie gehen oft früh einen eigenen unabhängigen Weg und machen sich selbstständig. Es entsteht Neues und Zukunftsorientiertes.

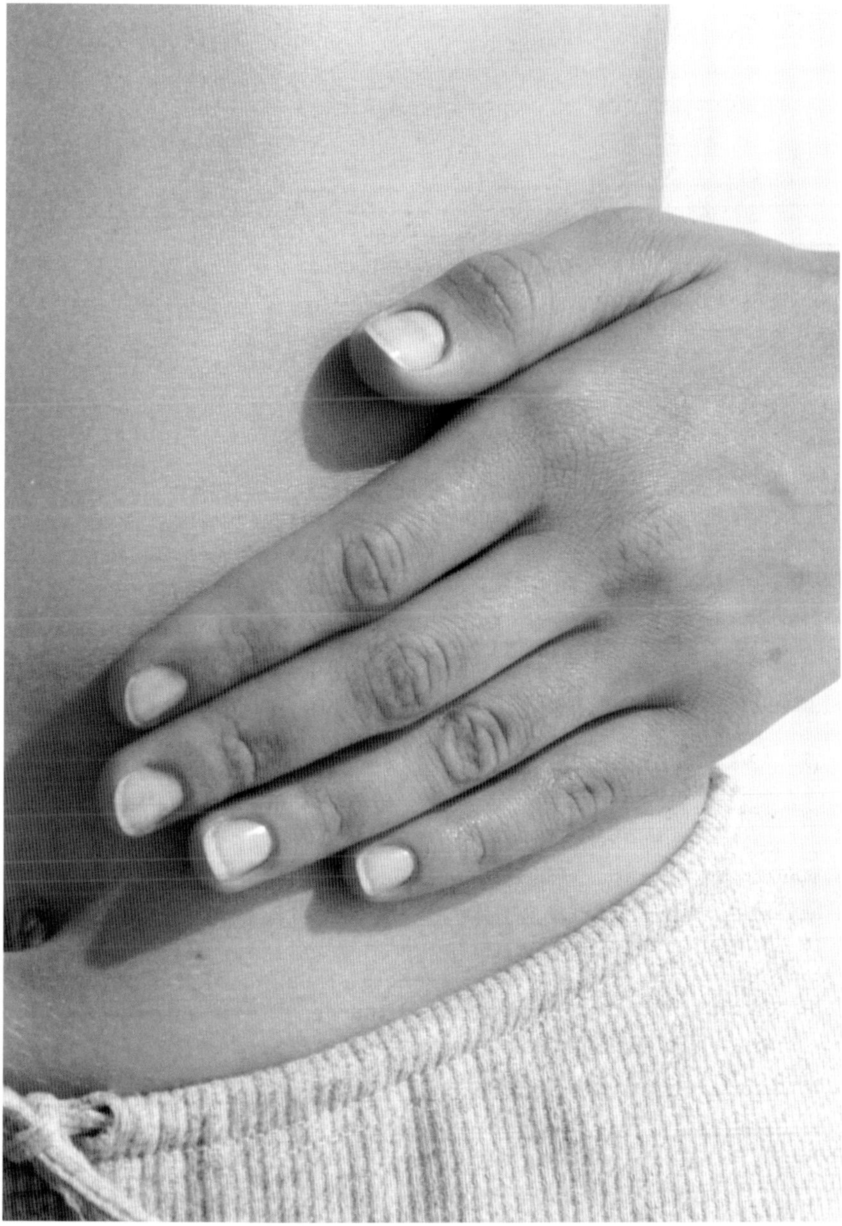

Es ist nicht schwer zu erleben, dass letzteres Erscheinungsbild (der Mensch in Wut) dem akuten Entzündungsbild auf leiblicher Ebene entspricht. Der zuerst genannte seelische Vorgang zeigt die Verhärtung und Erstarrung zum Ende eines chronisch-entzündlichen Prozesses. Die zentripetalen Einwirkungen können dabei so stark werden, dass etwas »Fremdes« Oberhand gewinnt, z.B. in der Geschwulstbildung oder etwas als fremd angesehen wird, etwa in den Autoimmun-Krankheiten.

Viele Autoren in der psychosomatischen Literatur finden keinen wesentlichen Unterschied zwischen Morbus Crohn und Colitis ulcerosa in der prämorbiden Persönlichkeit. Ursache dafür wird überwiegend die Vermischung und dann schwierige Differenzierung von krankheitstypischen und reaktiven Phänomenen sein. Feiereis (1990) konnte für die Colitis ulcerosa durch klinische Studien zeigen, dass für den Krankheitsverlauf psychische Phänomene zu berücksichtigen sind. »Während bei der Colitis ulcerosa eher Verlustängste im Vordergrund stehen sollen, sind es beim Morbus Crohn meist Trennungsängste, drohende oder erlebte Trennungen und die damit verbundenen Konflikte.«

In der Persönlichkeitsstruktur von Colitis-ulcerosa-Patienten fanden sich Symptome, die unter dem Begriff »Zwanghaftigkeit« zusammengefasst werden können: Ordentlichkeit, Pünktlichkeit, Gewissenhaftigkeit, Unentschlossenheit, Hartnäckigkeit und Überangepasstheit.

Testpsychologisch ist das Spektrum der Persönlichkeitsfaktoren bei Morbus-Crohn-Patienten ebenso groß wie in der Normalbevölkerung. Krankheitstypische Phänomene kann die Psychosomatik nicht aufzeigen.

Eine Studie zu chronisch entzündlichen Darmerkrankungen aus der anthroposophischen Medizin und eigene Beobachtungen weisen darauf hin, dass die Colitis-ulcerosa-Patienten stark von der Außenwelt geprägt sind und ihr Selbstwertgefühl vom Urteil der Umwelt abhängt. Die Patienten mit Morbus Crohn haben häufiger Schwierigkeiten in der Wahrnehmung der Welt, sie leben abgeschlossener unter besonderer Ausrichtung auf das Selbsterleben.

Folgende Phänomene werden auf der seelischen und individuellen Ebene deutlich (nach Fischer und Gollhans):

Colitis ulcerosa	Morbus Crohn
Vorstellungsbetont und intellektuell Angepasstheit Umweltoffenheit Angst, z. B. Verlustangst – Starke Bindung, z. B. an Mutter	emotional betont willentlich engagiert Selbsterlebnis starke Innenraumbildung Angst, z. B. Trennungsangst Kindheit wird überwiegend negativ gesehen
Suche nach Geborgenheit keine Selbstständigkeit	
	Fremderleben gegenüber der Welt Skepsis
Angst vor der Zukunft	Angst vor der Zukunft

Typologie der Darmerkrankungen

Der anthroposophische Arzt sieht in der Morphologie der Erkrankung den zum geronnenen Bild gewordenen Krankheitsprozess. Dieses Gewordene gilt es wieder in das Prozessuale zu überführen um in eine Auseinandersetzung mit dem Geschehen zu kommen. Dieses ist notwendig für jeden Therapieansatz und für das Verständnis der Krankheitsentstehung.

Jede leibliche Erkrankung hat ihre Ursachen in Ungleichgewichten und Disharmonien im seelischen bzw. individuellen (= geistigen) Bereich. Der Patient mit einer chronisch entzündlichen Darmerkrankung ist ein ängstlicher Mensch, d. h., in der Grundtendenz wird er in seinem Eigen-Sein zu stark von der Welt im zentripitalen Sinne beeinflusst. Die Selbst-Verwirklichung kommt nicht voll zur Entfaltung. Die Welt dominiert ihn. Dabei gibt der Colitis-ulcerosa-Patient seine Eigenständigkeit stärker auf und sucht Geborgenheit bei anderen. Diese übermäßige Umweltoffenheit findet sein physisches Korrelat im Erkranken des Dickdarms, also dem Darmabschnitt, der mit der Ausscheidung befasst ist und der Außenwelt nahe kommt. Der Beginn der Krankheit vom Enddarm mit kontinuierlichem Fortsetzen bis zum Übergang Dickdarm/Dünndarm zeigt das Fortschreiten von der fast Außenwelt hin zur Innenwelt.

Der Morbus-Crohn-Patient ist auch ein ängstlicher Mensch und damit in seinem Eigen-Sein zu stark durch die Welt geprägt. Diesem begegnet er durch eine Innenraumgestaltung, wodurch er sich der Welt entfremdet und im Selbsterleben aufgeht. Typischerweise wird der letzte Abschnitt des Dünndarmes (terminales Ileum) betroffen und damit mehr die Darmabschnitte, die mit Verdauung und Resorption deutlich stärker der Innenwelt zugewandt sind. Ist bei dem Morbus-Crohn-Patienten der Dickdarm mitbetroffen, gibt es deutlich mehr überschneidende Phänomene mit Colitis-ulcerosa-Patienten.

Zusammenfassung
So haben wir zwei verschiedene, zum Teil polare chronisch-entzündliche Darmerkrankungen in ihrer Typologie kennen gelernt. Sie macht deutlich, dass jede physische Krankheit, sehen wir von äußeren Einflüssen wie Unfällen ab, ihren Ursprung im Geistig-Seelischen des Menschen hat. Insofern ist der anthroposophische Arzt immer auch Psychosomatiker.

Vorgehen im klinischen Alltag

Kommt ein Patient mit einer Magen-Darm-Symptomatik in unsere Klinik, geht es zunächst um eine Klärung der Diagnose mit eindeutigen Schritten von der Blut- und Stuhluntersuchung bis hin zur Endoskopie. Gerade im Letzteren ist der Gastroenterologe führend. In unserem Team haben die Gastroenterologen seit vielen Jahren durch jährlich ca. 200 Patienten mit chronisch-entzündlichen Darmerkrankungen eine reiche Erfahrung. Die anthroposophischen Ärzte erleben jährlich knapp die Hälfte. Insofern sind die Gastroenterologen insbesondere in der Diagnostik und Differenzialdiagnostik sowie in der Akuttherapie von schweren Schüben und bei Komplikationen wie Fistel- und Abszessbildungen einschließlich der parenteralen Ernährungsformen gefragt.

Das anamnestische Gespräch

Im anamnestischen Gespräch geht es um das Auffinden von biografischen Phasen, in denen nicht ausreichend »verdaut« wurde. Hier hat meist der anthroposophische Arzt die reichere Erfahrung und durch die anthroposophische Menschenkunde das bessere Instrumentarium. Die

Therapie sollte idealerweise gemeinsam gestaltet werden. Die klassische Therapie ist entzündungshemmend bzw. immunsuppressiv. Dazu gehören die 5-Aminosalicylsäure, die Glukokortikoide und z. B. Azathioprin. Neuere Therapieansätze mit monoklonalen Antikörpern und Zytokinantagonisten greifen noch raffinierter in das Immunsystem ein.

Bei einer Krankheit, die chronisch-entzündlich ist, also nicht die Heilungsmöglichkeit entsprechend einer akuten Entzündung hat; bei der Verkennung von »Eigen« und »Fremd« im Autoimmunprozess und der Gefahr zur vollständigen Entartung in der Geschwulst, ist der Eingriff in das Immunsystem, zumal wenn er suppressiv ist, nicht unproblematisch.

Neue Therapieansätze

Die anthroposophische Medizin kann neue Therapieansätze zeigen. Dabei ergibt sich die Behandlung unmittelbar aus dem Verständnis der Pathologie der chronisch entzündlichen Darmerkrankungen:

1. Der chronische Entzündungsprozess muss vorsichtig in einen akuten überführt werden, der dann zur Ausheilung führen kann.
2. Der Verdauungsprozess, der am falschen Ort (Darmwand) stattfindet, muss an seinen ursprünglichen Ort zurückgeführt werden, denn da ist er geschwächt.

Der Gefahr der malignen Entartung (Geschwulstbildung) sollte vorbeugend begegnet werden.
Der Wärmehaushalt hat sich zu sehr zentriert und entsprechend ist die Peripherie kühl bis kalt. Hier wird eine Verbesserung der Durchblutung bis in die Peripherie benötigt.

Krisensituationen aufdecken

Dieser zentripitalen Bewegung der Wärme folgt auch die seelische Gebärde: Patienten mit chronisch-entzündlichen Darmerkrankungen lassen sich zu stark durch die Umwelt beeindrucken und »verdauen« nicht an der richtigen Stelle. Sie tendieren zum Ängstlich-schreckhaft-depressiven. Auch gilt es, therapeutische Elemente zu finden, die die seelischen Eindrücke an der richtigen Stelle und zur rechten Zeit »verdauen« helfen, um ihnen die entsprechend zentrifugale Kraft entgegen setzen zu können.

Mit diesem Hintergrund versucht der anthroposophische Arzt gemeinsam mit dem einzelnen Patienten biografische Krisensituationen aufzuspüren und zu bearbeiten, wobei darauf zu achten ist, dass dieses der Patient ganz aus Freiheit und bewusst wollend vollzieht.

Bei vielen Patienten mit Autoimmunkrankheiten (nicht nur chronisch entzündlichen Darmerkrankungen) finden wir zum Teil dramatische Verbesserungen der Krankheitsverläufe, wenn es gemeinsam gelang solche »Krisensituationen« aufzudecken und mit Blick in die Zukunft zu bewältigen.

Krankheit ist genauso wie Gesundheit und alle Krisenphasen eine Lebenstatsache und gehört damit zur Entwicklung des Menschen. Mit diesem Krankheitsverständnis muss auch eine Therapie erfolgen, die dem Patienten nicht die Früchte raubt, die er durch die Auseinandersetzung in der Krankheit gewinnen könnte.

Das Heilmittelwirken auf anthroposophischer Basis rechnet grundsätzlich mit einer gemeinsamen Entwicklung vom Menschen und der Natur: Grundlage dafür ist das Wirken des Geistig-Seelischen im Menschen und des Geistes in der Natur. Mensch und Natur stehen auch heute noch in einer ähnlichen Verbindung. Die Heilmittel sind sichtbare Zeichen der gemeinsamen Evolution. Sie sind wie Denkmäler, durch die wir uns erinnern.

Warum wirkt Oxalis (Sauerklee) mit seinem Oxalsäure-Prozess auf Ablagerungen und Krampfneigungen (z. B. Spasmen im Darm) sowie Schockzustände (der schreckhafte Mensch)?

Ähnliches gilt für den Ameisensäure-Bildungsprozess in der roten Waldameise (Formica), nur auf tierischer Ebene. Sowohl in der Pflanze als auch im Tier geht es entscheidend um den Bildeprozess und nicht so sehr um das Endprodukt, den Stoff.

Damit ist die lebendige Wandelbarkeit so groß, dass die Ameisensäure selbst außerhalb des Tierorganismus noch Lebloses und Abgestorbenes auflösen kann. Und Wandelbarkeit sowie Abbau von Krankem und Altem ist die Grundlage des menschlichen Stoffwechsel- und Bewegungssystems für den gesunden Aufbau von Neuem.

Richtige Ernährung

Der anthroposophische Arzt nutzt Substanzen aus allen drei Naturreichen (Mineral-, Pflanzen- und Tierreich) und deren besondere Aufarbeitung durch den pharmazeutischen Prozess als Heilmittel. Jede Ernährung in Form einer Diät hat schon eine Heilwirkung. Deshalb muss die Ernährung von der parenteralen Phase in der Akuttherapie bis hin zur Prophylaxe eines erneuten Schubes mit dem Patienten wohl überlegt sein. So ist unserer Erfahrung nach darauf zu achten, dass auch in der schubfreien Zeit der Zucker- und insbesondere Fettgehalt der Nahrung nicht zu hoch ist. Auch auf direktes tierisches Eiweiß in Form von Fleisch sollte weitgehend verzichtet werden.

Die Pflege

Die pflegerischen Behandlungen haben einen großen Stellenwert in der anthroposophischen Medizin. Wer die Wirkung eines feucht-warmen Wickels mit Oxalissäure erlebt hat, wobei der schmerzhaft angespannte Bauch rasch entkrampft wird, kann das bestätigen. Die äußeren Anwendungen durch Wickelauflagen und Einreibungen sind vielfältig.

Die künstlerische Therapie in einer Form von Malen, Plastizieren, Musizieren, Sprechen und die Heileurythmie benötigt jeder Patient mit einer chronisch entzündlichen Darmerkrankung. Durch diese Therapien wird das Innere des Menschen (sein Geistig-Seelisches) – mit den schalenhaften Hüllen (seinem Physisch Leiblichen) harmonisiert. Besonders gut eignet sich aus unserer Erfahrung die Musiktherapie. Sie hilft dem Patienten einen sich langsam wandelnden neuen Rhythmus herzustellen: Einen neuen Atemrhythmus, einen neuen Rhythmus in der Darmperistaltik, einen neuen Rhythmus in der Nahrungsaufnahme, einen neuen Schlaf-Wach-Rhythmus und einen neuen Lebensrhythmus, der ihn aus der seelischen Erstarrung herausführt.

Zusammenfassung

Das biografische Gespräch, genauso wie die seelsorgerische Begleitung, wollen eine Bewusstwerdung für bestimmte Entwicklungsschritte in der eigenen Biografie schaffen. Sie beleuchten Vergangenheitsfragen und zu-

künftige Impulse aus der gegenwärtigen Situation unter Fragestellungen wie: »Warum bin ich an einer chronisch entzündlichen Darmerkrankung erkrankt?«, »Was kann ich durch diese Krankheit lernen?«
In manchen dieser Gespräche gehen die Fragestellungen sehr viel weiter: »Woher komme ich?«, »Hat diese Krankheit etwas mit früheren Inkarnationen zu tun?«, »Wenn es ein Leben nach dem Tode gibt, was hat dann diese Krankheit dafür zu bedeuten?«

Der Therapieansatz

Diese kurze Skizze, die sicher nicht vollständig ist, sollte deutlich machen, dass sich der anthroposophische Arzt mit seinem Patienten, der eine chronisch entzündliche Darmerkrankung hat, auf einen ganz grundsätzlichen Weg begibt, der den Befundbezogenen Weg des Gastroenterologen gut ergänzen kann. Der Therapieansatz richtet sich zunächst nach dem Willen des Patienten. So haben wir Patienten in unserer Abteilung, und das ist momentan noch die Mehrzahl, die rein schulmedizinisch-gastroenterologisch betreut werden. Hinzu kommen Patienten, die zusätzlich die künstlerische Therapie bei uns und/oder eine Gesprächsbegleitung durch die psychosomatische Abteilung erhalten. Eine dritte Patientengruppe wird mit einem anthroposophischen Therapiekonzept behandelt.

Heute wird eher noch der Gastroenterologe nach einer reinen Sachauskunft, wie etwa der Dosierung des Azathioprins, gefragt. Weniger selbstverständlich sind die Fragen an den anthroposophischen Arzt nach z. B. der Konstitution des Patienten. Hier muss weiter gemeinsam geübt werden. Alle ahnen zumindest, eine Heilung der chronisch-entzündlichen Darmerkrankungen kann nur aus einer ganzheitlichen Medizin kommen. Insofern ist es zum Wohle des Patienten, wenn Gastroenterologen und anthroposophische Ärzte zusammen arbeiten und das immer intensiver unter der gemeinsamen Voraussetzung: Ohne die Eigenverantwortung und Eigenaktivität des Patienten bewegt sich kaum etwas auf längere Sicht.

Beispiele für anthroposophische Medikamente:

Beschwerden	Substanz
Im akuten Schub	Stibium metallicum praeparatum D6 Injektionslösung (Fa. Weleda) 1 bis 2-mal tgl. 10 ml i.v.
Zur Besserung der Verdauung	Digestodoron (Weleda) 3-mal 20 Tropfen tgl. Geum urbanum (Weleda) 3-mal 10–20 Tropfen tgl. Quarz/Oxalis comp. (Wala) 1 bis 3-mal tgl. 5–10 Globuli
Zur Regeneration der Darmschleimhaut	Argentum metallicum praeparatum D4 Trituration (Weleda) 2-mal tgl. 1 Messerspitze
	Kalium sulfuricum comp. D3 Trituration (Weleda) 3-mal tgl. 1 Messerspitze
Bei Schmerzen und Krampf des Bauches	Kamillen- bzw. Oxalis-Leibwickel

Kapitel 8

Die internistisch-psycho-somatische Behandlung

Seit Jahrzehnten werden Patienten mit Colitis ulcerosa und Morbus Crohn in Lübeck integrativ, internistisch-psychosomatisch, stationär und ambulant behandelt. Initiator dieser Vorgehensweise war der Internist Friedrich Curtius, der bereits 1943 hypnotische Entspannungen bei oft schwer kranken und depressiven Patienten mit Colitis ulcerosa einsetzte. Die von ihm gemachten Erfahrungen der Unterstützung bei dem Betroffenen mit Verbesserung der krampfhaften Bauchschmerzen und Reduzierung der häufigen Entleerungen, führte zu intensiver Beschäftigung mit dieser zusätzlichen Behandlungsform neben den Medikamenten.

Bis zum heutigen Tage werden daher Patienten im akuten Schub, nach Operationen oder bei nicht ausreichender konservativer, medikamentöser Therapie stationär eingewiesen oder ambulant zu Untersuchungen, Beratungen oder Behandlungen in die Sprechstunde und Poliklinik überwiesen. Dies führte auch zu speziellen wissenschaftlichen Fragestellungen, ebenso wie zur Überprüfung der Langzeitergebnisse. Der Bereich Psychosomatik ist nach wie vor integriert in die Medizinische Klinik des Lübecker Universitätsklinikums und liegt in landschaftlich reizvoller Umgebung am Stadtrand von Lübeck.

Bestandteile der kombinierten Therapie

Der mehrdimensionale Ansatz, der sowohl die medikamentöse, diätetische wie auch operative Behandlung beinhaltet, erfordert eine gute Kooperation aller Beteiligten. Daher ist es sinnvoll, die Koordination möglichst bei den Ärzten zu belassen, die über die notwendigen internistischen und die psychotherapeutischen Kenntnisse und Erfahrungen verfügen. Die Aufsplitterung in »Fachleute für die Seele« und »Fachleute für den Darm« stellt dabei nicht die optimale Lösung dar, da bei den komplexen Krankheitsbildern mit krankheitsabhängigen psychosozialen

Einschränkungen die jeweiligen Anteile kontinuierlich gewichtet werden müssen. Seelische Faktoren, seien sie krankheitsbeeinflussend oder als Folge der Krankheit anzusehen, sind von den rein körperlichen Symptomen jeweils abzugrenzen. Zum therapeutischen Team gehören neben Ärztinnen und Ärzten die Krankenschwestern, die wichtige Aufgaben bei der integrativ-psychosomatischen Pflege haben, ebenso wie Krankengymnastinnen, Diätassistentinnen oder andere Psychotherapeuten mit speziellen Psychotherapieverfahren. Regelhaft muss mit dem Patient je nach Krankheitsaktivität über weitere eingreifende diagnostische Untersuchungen wie Darmspiegelungen oder radiologische Untersuchungen gesprochen werden. Kontinuierliche Aufklärung ist ein weiterer Bestandteil dieser Vorgehensweise. Ein weiterer Schwerpunkt ist die konsiliarische Zusammenarbeit mit den Chirurgen sowie den einweisenden und nachbehandelnden Ärzten.

Die Therapie wird individuell auf den Kranken abgestellt und orientiert sich an der Schwere, der Form und der Dauer der Erkrankung. Die psychotherapeutischen Verfahren verlangen dabei ebenso eine individuelle Indikation.

Stationäre Behandlung

Beim akuten Schub oder beim chronifiziertem Verlauf steht am Anfang der stationären Behandlung das ausführliche diagnostische Gespräch. In diesem erfährt der Arzt wichtige Informationen über den Krankheitsverlauf sowie über die Erfahrung, die der Patient selbst mit seiner Erkrankung gemacht hat. Im Zentrum steht dabei, das bereits vorhandene Wissen beim Patienten zu ergänzen und Ängste über möglicherweise schwer wiegende und komplikationsreiche Verläufe zu relativieren oder auch zu nehmen. Auch lässt sich der geeignete Zeitpunkt für notwendige Erst- oder Wiederholungsuntersuchungen besser abschätzen. Aus Gesprächen mit Patienten und auch aus wissenschaftlichen Untersuchungen ist bekannt, dass die umfassende Aufklärung der Patienten oft durch Zeitmangel in den Praxen oder in den Krankenhäusern versäumt wird und die Betroffenen dann statt eines Gesprächs zu sehr auf Broschüren verwiesen werden.

Neben dem diagnostischen Gespräch ist auch das therapeutische Gespräch von besonderer Bedeutung. In diesem können Vorstellungen und Wünsche des Patienten aufgenommen sowie die Ziele und Inhalte der kombinierten Therapie erläutert werden. Inhaltlich gehört auch das Gespräch über die Essgewohnheiten mit Verträglichkeiten von Speisen und Getränken hinzu. Oft bestehen noch überholte Vorstellungen, dass Nahrungsbestandteile wie Zucker oder bestimmte Fette nicht gegessen werden dürfen. Die Patienten können dann beruhigt werden, dass sie lediglich Konsequenzen aus nachgewiesenen Unverträglichkeiten oder bei subjektiven Beschwerden nach bestimmten Speisen ziehen müssen.

Zu den Entspannungsverfahren zählen das autogene Training als Einzel- oder Gruppenbehandlung ebenso wie die progressive Muskelrelaxation. Der Betroffene lernt dabei, dass das vegetative Nervensystem sowie die willkürliche Muskulatur angenehm beeinflusst werden können. Dadurch kommt es zu einem Rückgang von Schmerzen im Bauch ebenso wie zur Entspannung der übrigen Körpermuskulatur. Die Erfahrung, dass körperliche Entspannung auch zu seelischer Entspannung führt, ist dabei sehr hilfreich und wird den Patienten ermutigen solche verhaltensorientierten Methoden weiter selbst anzuwenden.

Unterstützung erfährt der Kranke durch eine Krankengymnastin, die mit ihm ein individuelles Entspannungs- und Kräftigungsprogramm in der

Gesprächsangebote

Ein stützendes Gesprächsangebot wird das diagnostische und therapeutische Anfangsgespräch fortsetzen und kann auf die seelischen und sozialen Belastungen, die oft in enger zeitlicher Beziehung zum Anfang der Erkrankung bestehen oder eine Folge der Krankheit sind, erfolgen. Damit wird den Betroffenen ein psychotherapeutisches Angebot eröffnet. Längst nicht alle Patienten gehen darauf ein oder halten es für sich selbst für notwendig. Entsteht daraus keine Psychotherapie (tiefenpsychologisch oder verhaltenstherapeutisch orientiert) im engeren Sinne, so sollten Ärztinnen und Ärzte jederzeit zu Gesprächen über die zukünftigen Entwicklungen der Erkrankung, der Beziehungen zu Freunden, Partnern und zur Familie sowie zu Fragen über die weitere berufliche Tätigkeit zur Verfügung stehen.

Einzelbehandlung durchführen kann. Später sind Bewegung und Gymnastik in der Gruppe möglich. Zu diesen körperbezogenen Psychotherapieformen gehört auch die konzentrative Bewegungstherapie in der Gruppe.

In einer Befragung bei der Selbsthilfeorganisation »Deutsche Morbus Crohn-/Colitis ulcerosa Vereinigung (DCCV)« aus dem Jahre 1995 wurde deutlich, dass etwa 40 % Medikamente gegen Angstzustände, Depressionen oder Schlafstörungen einnahmen. Stehen diese Probleme im Vordergrund, so ist auch bei der stationären Behandlung neben der Entspannungs- und Psychotherapie an die Notwendigkeit von Antidepressiva zu denken. Dieses ist jedoch nicht häufig der Fall. Der internistisch-psychosomatische Arzt muss auf die Entwicklung der Erkrankung und die Belastungsfähigkeit des Patienten achten, um neben den genannten Behandlungsmethoden auch notwendige chirurgische Maßnahmen nicht zu versäumen.

Therapieziel ist eine ausreichende körperliche und psychische Stabilisierung während der stationären Behandlungszeit, um die ambulante Behandlung anschließen zu können.

Ambulante Behandlung

Sowohl nach der geschilderten stationären Kombinationsbehandlung wie auch nach einer entsprechenden Rehabilitation ist eine konsequente Nachbehandlung erforderlich. Die Rückkehr in den Alltag mit Beruf und Familie können eine Belastung darstellen. Daher ist die konsequente Kooperation zwischen Klinik/Poliklinik, Facharzt, Hausarzt und Psychotherapeut erforderlich.

Dabei ist darauf zu achten, dass die folgenden Aspekte Berücksichtigung finden:

- Besprechung und Modifikation der medikamentösen Behandlung
- Zeitpunkt und Art der notwendigen Kontrolluntersuchung
- Fortsetzung der Entspannungsübungen
- Falls notwendig, Fortsetzung der psychotherapeutischen Behandlung

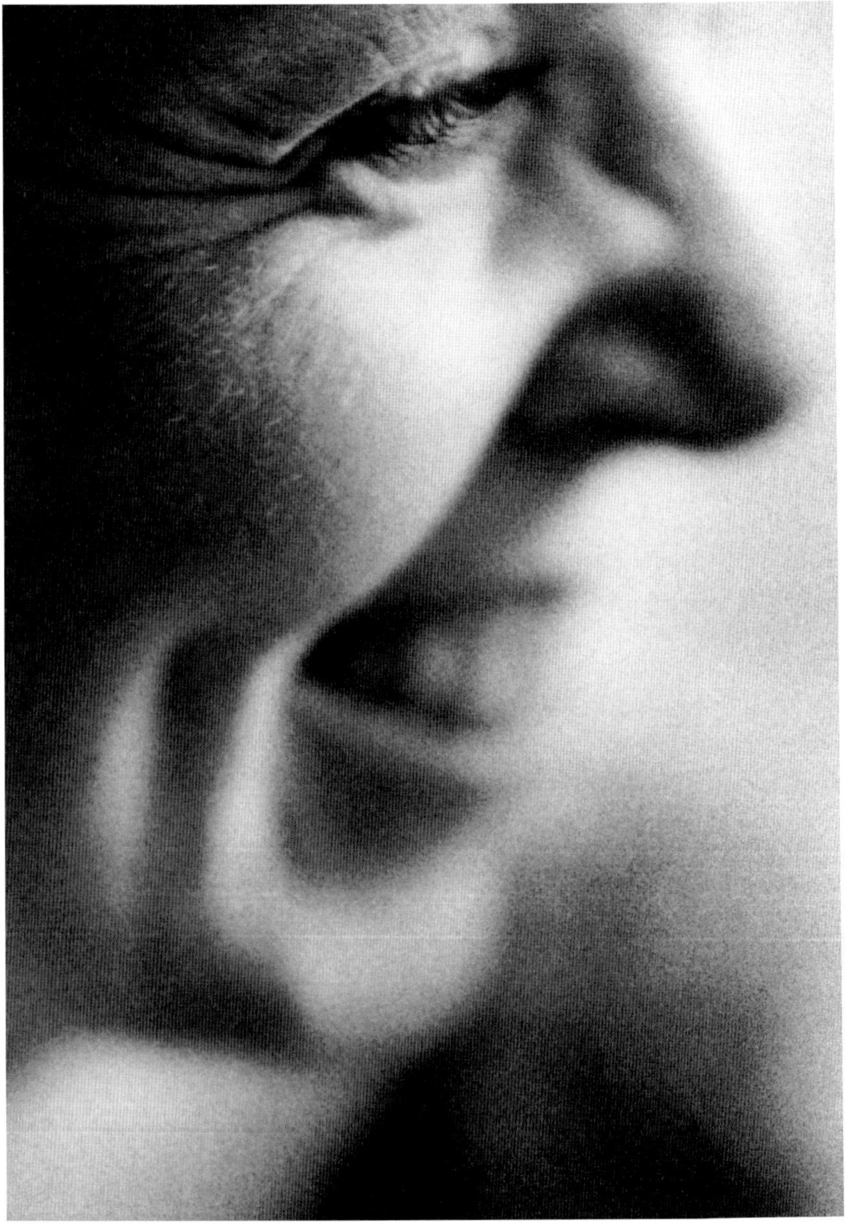

Inhaltlich liegt der Hauptaspekt in der Unterstützung des Patienten, um mit den Ängsten und Anforderungen des familiären oder beruflichen Alltags zurechtzukommen. Ebenso sind Beratung und Informationen bei Krankheitsschüben von besonderer Bedeutung. Treten in einem solchen Rahmen depressive ängstliche Verstimmungen auf, so ist die geschilderte intensive regelmäßige Betreuung eine sehr große Hilfe.

Die Patienten sollten hingewiesen werden auf die Unterstützungsmöglichkeiten durch die Selbsthilfegruppen, da diese neben dem professionellen Behandlungssystem, Hilfe und Unterstützung von unschätzbarem Wert sein können.

Ein weiterer Schwerpunkt der ambulanten Betreuung sind die Fragen nach Ausbildung, Dauer der Arbeitsunfähigkeit, Fragen der Schwerbehinderung, Antrag auf Renten, Umschulung oder die Indikation zu Heilverfahren.

Schlussfolgerung

Viele Betroffene mit Colitis ulcerosa und Morbus Crohn können die Einflüsse von Spannungen, Distress und anderen inneren oder äußeren Faktoren gut beschreiben. Sie messen diesen Faktoren oft eine große Bedeutung für die Krankheitsverschlechterung, manchmal auch für die Auslösung bei. Ebenso gelingt es zu differenzieren, inwieweit krankheitsabhängige Belastungen mehr im Vordergrund stehen. Daher entsteht oft bei ihnen selbst der Wunsch nach einer zusätzlichen entspannungspsychotherapeutischen Behandlung neben medikamentöser oder chirurgischer Therapie, um das Wohlbefinden und die Krankheitsbewältigung zu verbessern. Etwa 1/3 der Patienten ist daher für eine solche kombinierte Behandlung geeignet.

In der subjektiven Einschätzung wird sie als wohl tuend und hilfreich empfunden. Mehrere wissenschaftliche Untersuchungen haben gezeigt, dass gerade die positive psychosoziale Beeinflussung von den Patienten beschrieben wird.

Indikation für eine solche Behandlung sind daher subjektiver Leidensdruck und Motivation, soziale Isolation, depressive Verstimmung, Angstzustände, psychosoziale Konflikte und mangelhafte Krankheitsverarbeitung sowie unzureichende und nicht zufrieden stellende konservative medikamentöse Behandlung.

Im Vordergrund stehen die Entspannungsverfahren. Spezifische psychotherapeutische Behandlungsmethoden gibt es nicht. Diese sind individuell abzustimmen. Von Seiten der Behandler ist eine entsprechende Kompetenz sowie die Fähigkeit zur Kooperation mit dem Patienten und den anderen Behandlern zu fordern.

Zusammenfassend stellen die entspannungs- und psychotherapeutischen Maßnahmen bei Colitis ulcerosa und Morbus Crohn eine wichtige Ergänzung in der Erweiterung der medikamentösen, diätetischen und operativen Therapie dar.

Kapitel 9

Gestalttherapie: Erfahrungen und Erkenntnisse mit betroffenen Menschen

Meine Tätigkeit als Krankenhauspsychologin ist der Versuch, in der Behandlung von Patienten mit chronisch entzündlichen Darmerkrankungen mit Internisten und Chirurgen zusammenzuarbeiten. Die Kombination chirurgisch-internistischer Behandlungsangebote und psychologischer Beratung/Therapie beabsichtigt, die Dauer von Krankheitsschüben zu verkürzen, Rückfällen wirksamer vorzubeugen, die Lebensqualität zu verbessern und die psychosoziale Wiedereingliederung zu fördern. Und ich bin daran interessiert, die seelischen Faktoren, die zur Entstehung beitragen und den Verlauf beeinflussen, herauszufinden.

Probleme der Patienten

Die Patienten lerne ich während ihres stationären Aufenthalts oder in der Nachbetreuung und in vorbereitenden Gesprächen für eine Operation oder Sondenbehandlung kennen. Eine schwer chronische Erkrankung bedeutet einen tiefen Einschnitt in das Leben eines Menschen. Sich auf die veränderte Situation einzustellen erfordert viel an Auseinandersetzung und Kraft sowie die Bereitschaft, sich den traurigen und schmerzlichen Gefühlen, die mit dem Verlust von Körperteilen oder -funktionen verbunden sind, zu stellen. In Gesprächen erlebe ich die Patienten meistens um eine pragmatische Haltung bemüht. Ängste oder das Einverständnis, etwas unwiederbringlich verloren zu haben, werden oft abgewehrt. Nicht nur Trauer sondern auch Wut über das eigene Schicksal werden oft nicht eingestanden und hinter depressiven Gefühlen verborgen. Dies trägt dazu bei, dass die Patienten in ihren Aktivitäten und den oft wenigen sozialen Kontakten (noch) passiver werden. Sie isolieren sich zunehmend, und ein ohnehin schwaches Selbstwertgefühl erfährt nun auch von außen keine Bestätigung mehr. Begegnungen mit anderen Menschen werden nicht als bereichernd, sondern als anstrengend und unbefriedigend empfunden. Oft klagen Patienten über das mangelnde Verständnis und Einfühlungsvermögen von Freunden und Verwandten. Sie sorgen sich darum, nicht als vollwertige Person akzeptiert zu werden und fürchten, anderen durch die mit ihrer Krankheit verbundenen Einschränkungen zur Last zu fallen.

Die häufigen Bauchschmerzen und Durchfälle beschränken die Lebens- und Bewegungsfreude der Betroffenen. Die Angst vor neuen Schüben und drohenden Operationen ist ein ständiger Begleiter. Die meisten Patienten reagieren mutlos und verzweifelt, wenn die Medikamente nicht die erhofften Erfolge bringen. Andererseits mindert eine medikamentös erreichte Symptomfreiheit die ohnehin oft geringe Bereitschaft, sich mit ihrer Krankheit näher zu beschäftigen. Sie betrachten ihren Körper als reparaturbedürftige Leistungsmaschine und neigen dazu, die Verantwortung für die Heilung anderen, vor allem Ärzten, zu übergeben.

Die Chance, im Leiden tieferes Wissen über sich selbst zu erhalten und symptomfreie Phasen besonders zu nutzen, um sich den Hintergründen zuzuwenden, wird (zunächst) vergeben. Statt die Schmerzen durch Medikamente zuzudecken, müsste es den Patienten möglich sein, Entspannungs- und Bewegungsübungen zu erlernen, die chronische Schmerzen beseitigen oder zumindest lindern können.

Einige Selbstheilungskräfte zu mobilisieren bedeutet, verantwortlicher für das eigene Befinden zu sorgen.

Soziale Beeinträchtigungen

Viele Patienten leiden schon seit Jahren an ihrer Erkrankung. Zu den Folgen gehören oft lange Krankenhausaufenthalte, die auch von Angehörigen und Freunden eine Umstellung verlangen. Die Patienten erleben soziale Beeinträchtigungen: Die Schul- oder Berufsausbildung wurde abgebrochen, verzögert oder sie mussten ihren Beruf wechseln. Die Angst, den Arbeitsplatz zu verlieren, setzt die Patienten zusätzlich unter Druck. Einige sind arbeitslos oder beziehen eine Rente. Die Beziehungen zu Partnern und Familienangehörigen sind beeinträchtigt, die Freizeitgestaltung durch die Krankheit behindert. Wochenlanger Nahrungsverzicht, das Angewiesensein auf Medikamente und möglichst saubere sanitäre Einrichtungen spielen eine große Rolle im Alltag.

Gelegentlich ergeben sich Gespräche mit Angehörigen, die zeigen, welchen Belastungen sie durch die Krankheit ausgesetzt sind. Meist erleben sie großen emotionalen Druck, denn in der Absicht, den Patienten zu schonen, vermeiden sie, ihre Gefühle zu zeigen. Auch wenn sie das oft launische Verhalten des Erkrankten ärgerlich macht, sprechen sie dieses nicht aus. Die Eltern erkrankter Kinder verstecken oft die mit dem Krankheitsverlauf verbundenen Ängste und die Kränkung voreinander. Da sie sich Problemen und seelischer Spannungszustände meist nicht bewusst sind, können sie sich nicht erklären, wieso ihr Kind erkrankt ist. Andererseits ahnen sie, dass diese Erkrankung ein Hinweis auf Konflikte sein könnte und fühlen sich schuldig. Ich versuche, die Angehörigen von diesen Gefühlen zu entlasten und ermutige sie, Wünsche für ein befriedigenderes Zusammenleben zu äußern. Ich halte die Einbeziehung Angehöriger für sehr nützlich, da alle betroffen sind, die miteinander leben, und es sich gezeigt hat, dass gebesserte Patienten hilfreich durch Angehörige unterstützt werden.

Einflüsse auf Entstehung und Verlauf der Erkrankung

Für das Zustandekommen funktioneller Störungen und in deren Verlauf auch organischer Schäden gibt es zahlreiche Belege. Viele Menschen erfahren an sich, dass unterdrückte Gefühle, Angst und unerfüllte Wünsche im Beruf oder in Beziehungen den Verlauf einer Krankheit beeinflussen oder gar auslösen. In unserer täglichen Erfahrung und unserer Sprache zeigen sich diese Zusammenhänge von Gefühlen, situativen Bedingungen und Körperreaktionen. Beispiele dafür sind: »Das verschlägt mir den Appetit« oder »Mir dreht sich der Magen um«. In solchen Ausdrücken zeigen sich die symbolischen Mitteilungen körperlicher Störungen. Ich motiviere Patienten zum inneren Gespräch mit dem betroffenen Organ und leite sie dazu an.

Geringes Selbstwertgefühl

Bei den meisten Patienten fällt mir ein geringes Selbstwertgefühl auf. Sie neigen dazu, Konflikte nicht wahrzunehmen bzw. nicht auszutragen. Wut und Ärger werden »hinuntergeschluckt«. Sie haben nicht gelernt, aggressive Spannungszustände anders als passiv hinzunehmen. Junge Erwachsene sind bestrebt, möglichst lange in der Familie zu bleiben und versorgt zu werden. Sie scheinen nicht darauf vorbereitet, Verluste und Trennungen zu bewältigen. Ihnen fällt schwer, in sich »hineinzuhorchen« und seelische Empfindungen zu beschreiben. Medizinische Behandlungserfahrungen bei organfixierten Ärzten verstärken ihre Versuche, die Krankheit als isolierten körperlichen Vorgang zu betrachten. Mein Angebot, einen körperlichen Prozess als ganzheitlich, seelisch und körperlich, zu verstehen, stößt zumeist auf Unverständnis und Misstrauen.
Viele Patienten neigen zu Extremen im Umgang mit ihrer Erkrankung. Sie verharmlosen ihren Zustand: »Mein Colitchen« oder deuten kleinste Anzeichen von Unwohlsein als Vorläufer eines neuen Schubs. Die Einstellung zum eigenen Körper ist oft eher negativ, er wird als Unlust verursachender Gegenstand behandelt.

Was ist Gestalttherapie und wie wende ich gestalttherapeutische Methoden an?

Die Gestalttherapie ist ein ganzheitliches Therapieverfahren und wurde von Hilarion Petzold zur Integrativen Therapie, wie sie am Fritz-Perls-Institut gelehrt wird, weiterentwickelt. In der Gestalttherapie werden traumatisch erlebte, »vergessene« Situationen als unvollständig verstanden, die damit verbundenen Gefühle leben fort, die Gestalt bleibt unabgeschlossen. Ein Beispiel dafür kann der nicht vollzogene Abschied, die fehlende Trauer um einen geliebten Menschen sein. Die Lebensgeschichte eines Menschen zeigt sich in Mimik, Gestik, Haltung, Bewegung und körperlichen Störungen. Nicht akzeptierten Persönlichkeitsanteilen und abgelehnten Lebenserfahrungen zu begegnen erfordert Mut und die Bereitschaft, unvollendete Situationen erneut zu durchleben, abzuschließen und damit in die eigene Person »hineinzunehmen«. Eine meiner

Patientinnen hat eine Fistel, die sich stets dann »zu Wort meldet«, wenn Frau A. sich überfordert oder schwelende Konflikte sie belasten. Seit sie gelernt hat, ihre Fistel als wertvolles Signal, etwas zu verändern, anzusehen und sie liebevoll behandelt, sind die Beschwerden seltener geworden. Die meisten Menschen erleben ihre Krankheit als lästigen Störenfried, der schnell verschwinden soll. Ich gebe meinen Patienten Hinweise, dass die Erkrankung mit ihnen und ihrem Leben zu tun hat und sie verstehen können, was sie ausdrückt. Die Botschaft der Störung zu begreifen heißt, den Zusammenhang zwischen Lebenseinstellungen, Verhaltensweisen, Ereignissen und Lebensbedingungen herzustellen.

Krankheit als Teil des Lebens begreifen

Im Verlauf einer Therapie lernen Menschen, sich umfassender zu verstehen, ihre Wünsche angemessen auszudrücken und zu befriedigen und ihr Gesundheitsverhalten zu verbessern. Rollenspiele, Bewegungs- und Fantasieübungen, Malen und Umgang mit Ton werden in die Behandlung einbezogen. In rückblickenden Gesprächen finden sich zu Beginn und im Krankheitsverlauf häufig einschneidende Lebensereignisse und chronische Belastungssituationen. Die Krankheit als Teil des eigenen Lebens, der eigenen Person zu begreifen ist die wichtigste Voraussetzung, um die körperlichen und seelischen Belastungen zu bewältigen, die Beschwerdehäufigkeit und -intensität zu vermindern, wie auch die eigene Befindlichkeit zu verbessern. Therapeutische Gespräche schaffen eine emotionale Entlastung und vermitteln Hoffnung. Sie führen dazu, den Patienten erlebnis- und kontaktfähiger zu machen und stabilisieren ein neues Selbstwertgefühl. Der Erfolg einer Therapie ist entscheidend bestimmt vom Verhältnis zwischen Therapeut und Patient sowie von der Persönlichkeit des Therapeuten. Ich halte die Gestalttherapie wegen des vielfältigen und flexiblen Vorgehens bei psychosomatischen Erkrankungen für besonders geeignet.

Zusammenfassung

Abschließend möchte ich als Konsequenz meiner Erfahrungen und von Untersuchungsergebnissen ein ganzheitliches Behandlungsangebot an jedem Krankenhaus befürworten. Hier sind entscheidende Weichenstellungen bei Patienten möglich, die von sich aus keine psychologische Hilfen beanspruchen würden.

Kapitel 10

Psychotherapie in ambulanter Praxis

Psychotherapie wird in zunehmendem Maße am Wohnort von betroffenen Menschen angeboten. Wenn es sinnvoll ist, dass die Betroffenen in ihrem gewohnten Umfeld bleiben, dann kann sie eine gute Möglichkeit bieten, nötige Lösungen zu finden und damit manchem Krankenhaus- oder Klinikaufenthalt vorbeugen oder ihn eventuell auch begleiten.

Durch das im Jahre 1999 in Kraft getretene Psychotherapeutengesetz hat sich die Zahl der Psychotherapeuten, die mit allen Krankenkassen abrechnen können, stark erhöht. So wurde auch der Gleichwertigkeit von körperlichen und seelischen Erkrankungen Rechnung getragen. Für betroffene Menschen ist es heutzutage leichter als die Jahre zuvor, qualifizierte psychotherapeutische Hilfe – auch über die Krankenkasse – zu erhalten. Dabei besteht ein Erstzugangsrecht zum Psychotherapeuten. Das heißt: Der Betroffene vereinbart einen Termin mit dem Psychotherapeuten und legt seine Krankenversichertenkarte vor.

Psychotherapeuten

Im Gesundheitssystem arbeiten derzeit ärztliche und psychologische Psychotherapeuten sowie als Kinder- und Jugendlichenpsychotherapeuten häufig auch (Sozial-) Pädagogen. Deren Adressenlisten erhalten Sie über Ihre Krankenkasse. Es gibt jedoch auch Psychotherapeuten nach dem Heilpraktikergesetz, die allerdings nicht über die Krankenkasse abrechnen können.

Nun ist nicht für jeden Menschen mit einer chronisch entzündlichen Darmerkrankung eine Psychotherapie angezeigt. Anzuraten ist sie aber bei schweren Krankheitsverläufen, bei Lebenskrisen oder auch bei Leidenszuständen. Eine wichtige Vorbedingung für jede Psychotherapie ist die Motivation beim Betroffenen.

Die Auswahl des richtigen Psychotherapeuten

Zunächst sollte geklärt werden, ob der Therapeut eventuell Erfahrungen mit schweren Krankheitsverläufen hat, ob jemand zu einem Mann oder einer Frau als Therapeuten möchte und in welcher Therapieschule oder Richtung der Therapeut Erfahrungen hat. Das wichtigste Auswahlkriterium ist – nach meiner Ansicht – die persönlich tragfähige Beziehung, die sich allerdings erst durch persönlichen Kontakt prüfen lässt. Betroffene haben die Möglichkeit, ein Erstgespräch mit verschiedenen Psychotherapeuten zu vereinbaren, um eine gute Entscheidung für sich zu treffen.

Therapieformen

Im Kassensystem sind derzeit (Stand Oktober 2000) vom wissenschaftlichen Beirat der Bundesärztekammer nur die Psychoanalyse und die von ihr abgeleitete tiefenpsychologisch fundierte Psychotherapie und die Verhaltenstherapie als wirksam und wissenschaftlich anerkannt. Die Gesprächspsychotherapie, die Familientherapie sowie die Gestalttherapie und die Körperpsychotherapie sind unterschiedlich weit in ihren Bemühungen um eine wissenschaftliche Anerkennung. Manche der oben erwähnten Kassenpsychotherapeuten haben aber in diesen noch nicht anerkannten Verfahren Erfahrungen oder Ausbildungen nach eigener Neigung ausgewählt und abgeschlossen und bieten diese Verfahren zusätzlich an.

Eine Psychotherapie beginnen

Der erste Kontakt erfolgt auf Initiative des Rat Suchenden meist über das Telefon. Hier versuche ich als Therapeut Grundinformationen zu erhalten (Name, Telefonnummer, evtl. Anlass) und – wenn gewünscht – einen persönlichen Termin zum Erstgespräch zu vereinbaren.

Das Erstgespräch verstehe ich als Möglichkeit des Kennenlernens, bei dem sich prüfen lässt, in wieweit sich Vertrauen entwickeln und gemeinsam ein neuer Zugang entdecken lässt. Hier gebe ich den Betroffenen die Gelegenheit, darzustellen, um welche Probleme es sich handelt und was der Anlass ihres Kommens ist. Die Probesitzungen sind dazu gedacht, den Kontakt des Erstgesprächs zu vertiefen, die Lebensgeschichte in Bezug auf das Problem zu untersuchen, zu sehen, ob und welche Ressourcen da sind.

Die Aktivierung von Ressourcen

Hierbei lenken wir den Blick auf die so genannten »gesunden Anteile« des Betroffenen, auf das, was in der Vergangenheit vielleicht »gut gelaufen« ist. Hat es schon einmal ähnliche Phasen, Erlebnisse, Probleme gegeben – und wie sind sie damals gelöst worden? Kann auf konkrete Kompetenzen zum Lösen schwieriger Aufgaben zurückgegriffen werden, die »nur« noch wiedererinnert, aktiviert werden brauchen? Diese Sichtweise stärkt das Selbstbewusstsein und fördert die eigene Selbstständigkeit.

Aus allen Informationen und Eindrücken versuche ich mir ein Bild zu machen und erste Hypothesen zu stellen: Gibt es ähnliche Probleme im Leben des Betroffenen, lassen sich Reaktions- oder Problemlösemuster erkennen? Bei Entzündung achte ich darauf, ob es etwas im Leben gibt, wo es »brennt«? Bei Durchfall: Ob es etwas gibt von Angst, »durchzufallen«? So ergeben sich häufig entsprechende Bilder, die sich wie ein roter Faden durch das Leben der Betroffenen ziehen und es wichtig sein lassen, sie im Laufe einer weiterführenden Therapie zu bearbeiten.

Als wichtig empfinde ich die Frage, welche Ziele der Klient in der Therapie erreichen möchte und mich zu prüfen, ob ich diese Ziele, diesen Prozess des Erreichen-wollens mit unterstützen kann. Möchte jemand sein gesamtes Leben neu ordnen oder geht es um Hilfe beim Lösen eines begrenzbaren Problems?

Beispiel für Ziele sind:
- mit Schmerzen und körperlichen Einschränkungen zurechtkommen
- mit der körperlichen Behandlung und Nebenwirkungen zurechtkommen
- das Selbstwertgefühl fördern, die eigene Kompetenz erhalten
- Beziehungen zur Familie oder zu Freunden befriedigend gestalten
- Gesünder werden
- Mit Unsicherheit besser umgehen können

Weiterhin ist in den Probesitzungen zu klären, ob Einzel- oder Gruppentherapie durchgeführt werden soll. Inklusive dem Erstgespräch sind im Kassensystem bis zu fünf Probesitzungen vorgesehen. Sofern weder von Seiten des Klienten noch des Therapeuten Bedenken an der Fortsetzung der Psychotherapie bestehen, wird ein Antrag an die Krankenkasse zur Kostenübernahme gestellt. Es können in Absprache mit dem Betroffenen 25 (Kurzzeit-) bzw. 50 Stunden (Langzeit-) Einzel-Therapie zu jeweils 50 Minuten oder eine Gruppentherapie von 25 bzw. 40 Doppelstunden beantragt werden. Stärker von der Erkrankung betroffene Menschen wünschen meist eine Einzeltherapie. Meist vereinbare ich wöchentlich einen Termin von 50 Minuten, in Krisenzeiten biete ich manchmal neben einem zweiten wöchentlichen Termin auch (telefonische) Notfallhilfe an. Bisweilen ist es sinnvoll, während der Probesitzungen oder in der Therapie Angehörige bzw. den Partner hinzuzuziehen. Insgesamt gibt es inhaltlich keinen vorgeschriebenen oder festen Ablauf einer Psychotherapie. Der Betroffene ist aus freien Stücken da und spricht das an, was ihn beschäftigt.

Vorgehensweisen in der Psychotherapie

Der Ablauf der Psychotherapie muss sich an den Bedürfnissen des Klienten orientieren. Als tiefenpsychologisch fundiert arbeitender Therapeut gehe ich von meinem Erfahrungswissen und meiner Intuition aus. Für mich geht es in der therapeutischen Beziehung weniger um eine Technik als um eine Haltung, weniger um eine Strategie, etwas zu erreichen als um eine Atmosphäre. Indem der Betroffene nicht nur gesehen wird als Mensch mit einem kranken Darm oder mit einem Problem, kann er sich öffnen für sein So-sein. Zu Beginn möchte er am liebsten, dass sein Symptom sofort verschwindet. Indem er sich einlässt, auf sich – und sein Sein, kann er tiefere Schichten seines So-seins verstehen. In dem Moment des Selbstkontaktes fühlt er sich nicht mehr so ausgeschlossen und unverbunden – mit sich und dem Leben um ihn herum.

Indem der Betroffene wieder Anschluss findet an seinen Wesenskern und seine Kraft, kann er sich auch besser einsetzen, um seine Lebensziele und auch die Ziele zu erreichen, die er sich in der Therapie gesetzt hat. Und in dem Zusammenhang bessern sich dann häufig auch das Befinden und die Symptome.

In der Arbeit ist für mich als Therapeut wichtig, so wenig Vorgaben wie möglich zu machen, dem Klienten helfen zu erkennen, ihm das Wortefinden zu überlassen. Eine Erkenntnis, die der Betroffene selbst formuliert, ist viel wichtiger als das, was ich formuliere. Dazu gehört, den Betroffenen möglichst bald eine eigene Kompetenz in der Beantwortung von Fragen zuzugestehen. Hier sind offene Fragen, die dem Betroffenen helfen, bei sich zu schauen, seine Innenwelt zu verstehen, viel besser geeignet als derartige Fragen, die er nur mit »ja« oder »nein« beantworten kann.

Von den etwa dreißig Betroffenen, die in den letzten zehn Jahren zu mir in Einzel- oder Gruppentherapie kamen und bis zu vier Jahren blieben, kamen die meisten in einer Zeit stärkerer Beschwerden und aktiverer Krankheitserscheinungen. Die meisten von ihnen befanden sich zu diesem Zeitpunkt in Lebensphasen, in denen sie sich generell unter starkem Druck befanden, was offensichtlich zu einer Verschlimmerung der Darmbeschwerden führte. Aufgrund dessen wird der Umgang mit Leistungsdruck, seelischer Anspannung und Stress erfahrungsgemäß im Zentrum der Therapiearbeit stehen. Hieraus entwickelt sich ein erstes Verständnis über psychosomatische Zusammenhänge.

Was ist Psychotherapie

Psychotherapie ist Arbeit an sich selbst und mit sich selbst. Man findet etwas über sich heraus und kann dadurch besser mit sich und in Beziehungen zu anderen Menschen zurechtkommen. Immer wieder kann es notwendig werden, Gefühle und Verhaltensweisen mit ausreichender Zeit nachzuempfinden, um zu begreifen, worum es geht, was möglicherweise im zwischenmenschlichen Bereich schon lange zu Belastungen führt. Hier können Enttäuschungen, Resignation und aggressive Impulse langsam in ihrer Bedeutung für den Einzelnen gespürt, verstanden und vielleicht in einem nächsten Schritt auch ausgedrückt werden und danach andere, selbstunterstützendere Verhaltensweisen und auch Einstellungen erprobt werden.

Wenn sich der Einzelne mit seinem Umgang mit Drucksituationen auseinander setzt kann er etwas erfahren über seine Art zu leben, die eigenen Erwartungen an sich und andere, die manchmal zur Überforderung führen und welche Änderungsmöglichkeiten es gibt.

Wenn ein Ziel, das ein Betroffener für sich wichtig empfindet, deutlich ist, geht es manchmal nur darum, zu unterstützen, dass es erlaubt ist, sich selbst Ziele zu stecken oder auszudrücken, was sich der Einzelne vielleicht schon lange verboten hat. In dem Fall geht es darum, sich zu öffnen für das eigene Leben und vielleicht nicht mehr so streng mit sich selbst zu sein, loszulassen von zu hohen Erwartungen an sich und andere.

Wenn sich Klienten mit ihrer Lebensgeschichte auseinander setzen, wird manchmal deutlich, dass die Erkrankung im Bauchbereich eine lange Vorgeschichte hat. Sie wird von Psychotherapeuten zu den »frühen Störungen« gezählt. Hiermit ist die Zeit gemeint, in der das Kind noch nicht die Möglichkeit hatte, sich über Sprache auszudrücken. Wenn das offenkundig wird, halte ich es für eine gute Möglichkeit, die Arbeit mit und über den Körper mit einzubeziehen oder auch in den Vordergrund zu stellen. Hierzu ist wichtig, auf einer Vertrauensbasis eine geeignete Zugangsweise zum Körper und den Gefühlen zu finden. Hier schlage ich dann auch schon mal Übungen vor, auf die sich der Betroffene einlassen kann. Nach meinen Erfahrungen eignen sich hier sanftere Methoden aus dem körperpsychotherapeutischen Spektrum (biodynamische Psychotherapie, Hakomi), die geeignet sind, schmerzhafte, bewusstseinsferne Inhalte integrierbar zu machen. Ich gehe dabei aus vom gegenwärtigen Prozess, d. h. vom Wahrnehmen des Unbewussten in Stimmungen, Gesichts- und Körperausdruck, Stimme und Bewegungen des Klienten. Manchen Klienten rate ich zu Methoden, die eine Psychotherapie ergänzen können (Feldenkrais, Konzentrative Bewegungstherapie, T'ai Chi).

Erwähnen möchte ich hier noch als Grenze von Psychotherapie, dass vielleicht auch Probleme bestehen, die sich nicht lösen lassen. Dann geht es darum, mit unlösbaren Problemen seinen Frieden zu finden. Hier findet sich möglicherweise der Schnittpunkt zum seelsorgerischen Bereich.

Manche Klienten entscheiden sich für eine Gruppenpsychotherapie, eine Therapieform, die derzeit wegen der schlechten Honorierung im Vergleich zur Einzeltherapie im ambulanten Bereich sehr selten angeboten wird. Ich biete Rat Suchenden im Krankenhaus Hamburg Rissen seit dem Jahre 1990 die Möglichkeit an, sich in einer homogenen Gruppe zu treffen und auszutauschen. Ich möchte an dieser Stelle den Vergleich zu einer Selbsthilfegruppe ziehen: Hier hat eine Therapiegruppe den Vorteil, dass ein in Gruppenprozessen erfahrener Psychotherapeut häufig andere Möglichkeiten hat, die Entwicklung des Gruppenprozesses zu beobachten, die Einhaltung eines für den Gruppenprozess wichtigen Rahmens zu gewährleisten und den Einzelnen im Gruppenprozess zu fördern.

Ganz egal für welche Therapieform sich ein Klient entscheidet: Es geht darum, sich auf einen Prozess einzulassen und die eigene Entwicklung in einem Prozess zu sehen: Betroffene haben in der Therapie regelmäßig einen Ort zur Aussprache, zur Reflexion und zum Nachspüren, wie man sich im Alltag verhält, einen geschützten Ort als Lernfeld, um andere Haltungen und Lösungswege zu entwickeln.

Der Abschluss einer Psychotherapie

Die Psychotherapie beinhaltet eine zeitlich begrenzte Beziehung. In der Ablösephase empfinde ich es als wichtig noch einmal zu beobachten und zu reflektieren, was und welche Änderungen oder Erfolge die Therapie gebracht hat. Die Ablösung vom Therapeuten und der Verzicht auf die nun gewohnten wöchentlichen Sitzungen konfrontieren den Betroffenen möglicherweise auch mit Gefühlen von Verlassenwerden und Ängsten, vielleicht auch mit aggressiv gefärbten Gefühlen aus einem nachzuempfindenden Gefühl des Verlassenseins heraus. Der Betroffene fühlt sich möglicherweise an Trennungen und Ablösungen aus der Vergangenheit erinnert, was noch einmal Gelegenheit bietet intensive Gefühle und Erfahrungen zu spüren, die integriert werden wollen.

Diese Fragen lassen sich auch vor Ende der Therapie mit dem Therapeuten besprechen. Möglicherweise haben sich während der Therapie die Beziehungen zur Herkunftsfamilie, zu Freunden oder zum Partner geändert. Möglicherweise haben sich die körperlichen Beschwerden nur wenig geändert, dafür hat sich anderes geändert. Manche Betroffene sind trotz aller Therapiestunden noch nicht in der Lage, mit großen Herausforderungen zurechtzukommen. Hier ist noch ein weiterer Weg nötig.

Psychotherapie in der Rückschau

Fragen, die den miteinander gegangenen Weg beleuchten:
- Was führte zum Beginn der Therapie?
- Welche Ziele waren damals wichtig?
- Was nehmen Sie mit aus der Therapie?
- Was bringt es, gerade jetzt mit der Therapie aufzuhören?
- Was ist inzwischen passiert?
- Wie hat sich das Gefühl für Sie selbst und andere entwickelt?
- Welche Erfahrungen in der Therapie waren besonders wichtig?
- Was hat sich durch die Therapie geändert?
- Was hat Ihnen gefehlt? Wo liegt Ihre Enttäuschung?
- Welche neuen Seiten haben Sie an sich und anderen entdeckt?
- Was ist verloren gegangen? Was war früher einfacher?
- Welchen Wert haben die Krankheitszeichen gehabt?

Das einfache Verschwinden von Symptomen ist nicht alles. Ich finde, Glück, Wohlbefinden, Zufriedenheit sind Kriterien, an denen der Erfolg einer Psychotherapie gemessen werden kann. Die Erweiterung der Handlungsmöglichkeiten steht für mich im Mittelpunkt der therapeutischen Bemühungen. Häufig entwickeln Betroffene nach Beendigung einer Therapie eine gelassenere Haltung. Untersuchungen haben ergeben, dass sie insgesamt zufriedener sind.

Erfahrungen mit Ärzten

Erfahrungen und Wünsche betroffener Menschen im Umgang mit ihren behandelnden Ärzten will ich auf den folgenden Seiten darstellen. Ich hoffe, dass sie zu Verhaltens- und Einstellungsänderungen beitragen – auf der Seite des Arztes und auf der des erkrankten Menschen.

Kurz zusammenfassen möchte ich schlechte Erfahrungen, über die Mitglieder einer Selbsthilfegruppe im Umgang mit Ärzten berichten:

- Viele Ärzte haben keine ausreichenden Erfahrungen mit Diagnose und Therapie, da die Erkrankung verhältnismäßig selten vorkommt. Es fällt

ihnen meist schwer, dem Patienten ihr begrenztes Wissen einzugestehen und auf andere Therapiemöglichkeiten hinzuweisen.
- Bei spezialisierten Ärzten werden häufig Darmspiegelungen kritisiert, wenn sie zu häufig und in entwürdigender Weise angewandt werden.
- Viele Ärzte, auch Spezialisten, beharren auf einer bestimmten medikamentösen Behandlung, ohne dabei die persönlichen Erfahrungen und Vorbehalte des Betroffenen ernst zu nehmen.

Die Wahl des »richtigen« Arztes

Für viele Betroffene ist schwer, einen Arzt zu finden, der ein breites Wissen auf dem Gebiet der chronisch entzündlichen Darmerkrankung hat. Meist braucht es Zeit, den individuell richtigen Allgemeinmediziner, Internisten und/oder Chirurgen zu finden:

Nach den Wünschen von Mitgliedern der Selbsthilfegruppe sollte der Arzt:

- Geduld und Einfühlungsvermögen besitzen, sich Zeit für Gespräche nehmen, den Betroffenen ernst nehmen und auf seine Fragen und Ängste eingehen,
- ein solides Wissen haben und neuere Forschungsergebnisse und Therapiemethoden kennen,
- mit dem Betroffenen zusammenarbeiten und Untersuchungsverfahren und Behandlungsmethoden mit ihm besprechen.

Corinna: »Es wäre schön, wenn mir der Arzt sein Wissen beratend zur Verfügung stellt, um mir Entscheidungen zu ermöglichen. Diese sollte er dann so weit wie möglich mir überlassen.«

Entscheidungshilfen und Hinweise

Betroffene sollten sich vor dem Arztbesuch bewusst machen, was sie vom Arzt wollen. Wer nach einem Arztbesuch unzufrieden ist, kann sich Klarheit verschaffen und aufschreiben:

- Welche Informationen habe ich erhalten?
- Welche Informationen fehlen mir?
- Wie fühlte ich mich im Gespräch und bei der Behandlung?

Es ist wichtig zu wissen, dass der Patient ein Recht auf Aufklärung und Mitbestimmung bei der Behandlung hat. Bei Vertrauenskrisen ist es hilfreich, einen zweiten Arzt aufzusuchen.

Das Gespräch mit dem Arzt

Betroffene Menschen wünschen vom Arzt häufig mehr Zeit für Gespräche, um Fragen zu klären, Behandlungsmöglichkeiten zu verstehen und Handlungsmöglichkeiten zu beraten. Wenn Fragen offen bleiben, fühlt sich der Betroffene zu wenig verstanden, ernst genommen und in die Behandlung einbezogen. Wichtige Gespräche lassen sich nicht zwischen Tür und Angel führen. Sie müssen vereinbart werden. Wenn der Betroffene ein längeres Gespräch mit dem Arzt wünscht, kann er ihm oder der Sprechstundenhilfe sein Anliegen mitteilen: »Ich habe eine Frage, die ich gerne einmal länger besprechen möchte. Ich brauche etwa eine Stunde.« Aber auch der Arzt sollte dem Patienten von sich aus ein Gespräch anbieten, wenn er sicher gehen will, dass der Patient seine Maßnahmen verstehen und befolgen kann.

Da sich durch die Erkrankung die gesamte Lebenssituation verändert, wünschen Betroffene vielfältige Informationen. Claudia: »Ich möchte mich auf das Wissen des Arztes verlassen können und dass er mir zuhört und meine Erfahrungen und mein Wissen ernst nimmt.« Ein Beratungsgespräch fehlt häufig zu Beginn der Erkrankung. Doris: »Mir ging es schlecht, da mich mein Mann enttäuscht hatte und ich Sodbrennen hatte. Das trat schon auf, wenn das Telefon läutete. Der Arzt, dem ich davon erzählte, gab mir Kompensan S. Davon ging das Sodbrennen weg, nur ab dann hatte ich immer Durchfälle.« Das fehlende Verständnis des Arztes für die Lebenssituation des Patienten wird sich negativ auf die Vertrauensbildung auswirken. Wenn sich der Arzt durch die Art der Fragen des Betroffenen überfordert fühlt, sollte er auf weitere Hilfsangebote hinweisen.

Betroffene wünschen, mit dem Arzt über Behandlungsmöglichkeiten zu sprechen: Wie weit hilft eine Ernährungsumstellung? Reichen Astronautenkost oder Infusionen aus? Was bewirken Medikamente? Gibt es Medikamente mit weniger Nebenwirkungen?

Besonders in Zeiten stärkerer Betroffenheit fühlen sich viele Betroffene allein gelassen. Frauke: »Ich fühlte mich nicht aufgeklärt und mit Medikamenten voll gestopft.« Hedwig kritisiert die Hierarchie in ihren Beziehungen zu den Ärzten und fordert: »Der Arzt muss vom Sockel runterkommen und erkennen, dass er nur Feuerwehr ist. Medikamente dürfen die Zusammenarbeit nicht ersetzen.«

Besonders wenn Besserungen auf sich warten lassen, treten bei Betroffenem und/oder Arzt häufig Ungeduld auf. Das erschwert ein gemeinsames Beratschlagen. Grundsätzlich gilt, dass es hilfreich ist, wenn in der Beratungssituation entstehende Gefühle wie Angst oder Wut geäußert werden können. Denn sie blockieren sonst die Inanspruchnahme von Hilfe und Unterstützung des Arztes. Darüber hinaus sollte ein Beratungsgespräch klären, wie viel Unterstützung der Betroffene braucht und wie selbstverantwortlich er seine Genesung fördern kann.

Erfahrungen mit Diagnose und Therapie

Ich möchte hier aus der Sicht von Betroffenen Erfahrungen mit Darmspiegelungen beschreiben und Hinweise zu Blutuntersuchungen und Behandlungsmaßnahmen geben.

Betroffene wünschen sich, in ihren Fragen und Gefühlen vom Arzt Ernst genommen zu werden. Häufig kritisieren sie, dass das Für und Wider einer Darmspiegelung nicht genügend besprochen wird. Corinna: »Auf meine Nachfrage erfuhr ich: Rektoskopien müssen sein und da soll ich mich nicht so anstellen.«

Ebenso kann während der Untersuchung das Einfühlungsvermögen fehlen. Bernard (Colitis im Schub): »Die Situation ist entwürdigend. Jeder will am liebsten zehnmal hineinsehen.« Eine andere Betroffene sagt in diesem Zusammenhang: »Ärzte wollen nur ihr Konzept durchsetzen. Sie sehen nur die körperliche Seite.«

So wie es für den Arzt wichtig ist, mithilfe von Darmspiegelungen Art und Ausmaß von Schädigungen zu erkennen und zu behandeln, so wichtig ist für den Betroffenen, sich diese Notwendigkeiten erklären zu lassen, um sich an Entscheidungen beteiligen zu können. (Häufige Wiederholungen sind immer vermeidbar. Zur Befundkontrolle reichen Blutuntersuchungen oft aus. Mithilfe von Ultraschall (Sonographie) lassen sich Stenosen, Fisteln, Darmverdickungen erkennen).

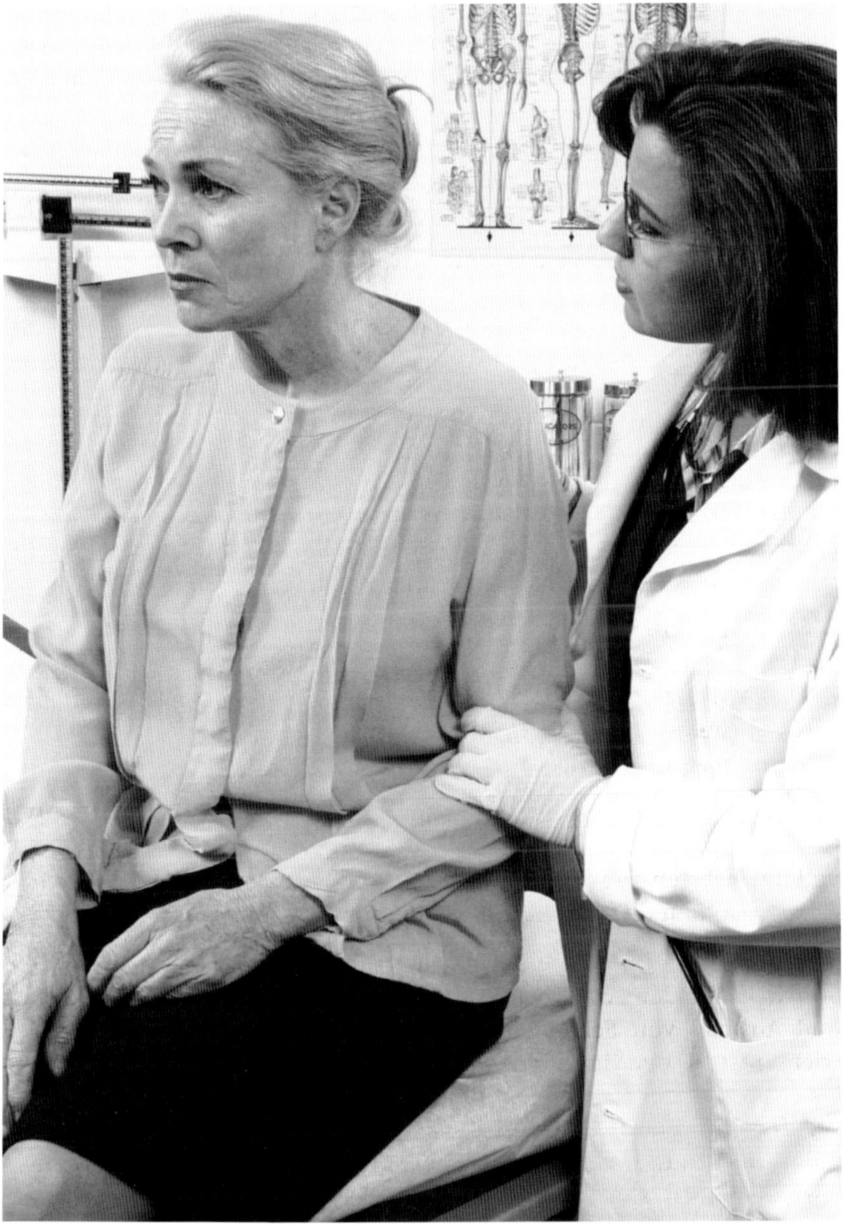

Vor der Untersuchung sollte man sich alle Fragen beantworten lassen. So erfuhr ich, dass bei Schmerzen im Analbereich auch ein dünneres Kinderrektoskop benutzt oder Schmerzmittel oder ein leichtes Betäubungsmittel gegeben werden können. Für manche Betroffene ist wichtig, bei einer Koloskopie selbst in den Darm zu sehen. Betroffene sollten mit dem Arzt reden, wenn sie die Untersuchungen als Verletzung der eigenen Intimsphäre empfinden. Da das Befinden ebenso wichtig wie der Befund ist, sollten Betroffene ihre Gefühle ausdrücken.

Ich würde mir wünschen, dass Ärzte insgesamt mehr den »Gebrauchswert« von Blutuntersuchungen kennen: Was zeigt sich im Eiweiß-, Fett- und Elektrolytspiegel des Blutes und welche Schlussfolgerungen sind zu ziehen?

(Bestimmung der Entzündungsaktivität s. S. 87; Mangelerscheinungen s. S. 62. Im Auswertungsgespräch lässt sich klären, was der Betroffene durch eine gesunde Ernährung, was durch Astronautenkost, Infusionen oder Medikamente erreichen kann.)

Erfahrungen im Krankenhaus

Manchmal ist ein Krankenhausaufenthalt notwendig. Betroffene wünschen sich hier Ruhe und Pflege, eine fachlich gute Betreuung, ein angenehmes Stationsklima. Kritik richtet sich häufig darauf, dass im Krankenhausbetrieb für Persönliches zu wenig Zeit bleibt. Hedwig: »Der Darm steht im Vordergrund und meine persönlichen Bedürfnisse werden missachtet.«

Das Krankenzimmer ist für den Betroffenen eine bestimmte Zeit seine Wohnung. Daher sollte er es mitgestalten können: Ein Kopfkissen von zu Hause, ein selbst gestricktes Deckchen, ein Bild an der Wand, das Lieblingsfoto und einige gute Bücher auf dem Nachtschrank sind Kleinigkeiten, die den oft allzu tristen Alltag erhellen und der Entpersönlichung entgegenwirken. Wünsche lassen sich mit anderen Patienten und dem Personal absprechen.

Die Pflege und Versorgung wird von den meisten gelobt. Kritisiert wird häufig die Ernährung. Adrienne: »Gesunde Ernährung ist in vielen Krankenhäusern ein Fremdwort. Als ich mich beschwerte, bekam ich jeden Tag Kartoffelbrei.« In manchen Krankenhäusern erhält man mit Zustim-

Therapievorschläge, die individuell mit dem Arzt diskutiert werden können

- Es gibt eine darmschonende, Durchfall hemmende, den Organismus stärkende Ernährung (s. S. 132).
- Durch Astronautenkost oder Infusionen können Mangelerscheinungen im Blut vermindert, Kinder und Jugendliche im Wachstum unterstützt und der Darm geschont werden. Bei ausschließlich künstlicher Ernährung bauen sich aber die Darmzotten ab.
- Kortison kann häufig in verträglicherer Form mit weniger Nebenwirkungen eingenommen werden: Kortison als Einlauf oder »Stoßtherapie«; Budenosid (Budenofalk®, Entocort®) wirkt zwar nicht so stark, wirkt am Entzündungsort und gelangt zu 80 % nicht in den Organismus.
- Azulfidine® oder Colo-Pleon® gibt man heute nur noch bei Gelenkbeteiligung, sind dann besser verträglich, wenn sie im Mörser zerkleinert unter das Essen gemischt werden.
- Die Wirksamkeit von Salofalk® und Claversal® ist gesichert. Über Dauerschäden etwa der Nieren können noch keine Aussagen gemacht werden.
- Pentasa® kann unabhängig von den Mahlzeiten genommen werden, wirkt früher im Darm und wird manchmal besser vertragen.
- Vorsicht beim Dauergebrauch von Imurek®, Imodium®, Clont®, besonders bei Zeugung und Schwangerschaft. Imurek® gibt man langfristig bis zu 4 bis 5 Jahre.
- Vorsicht bei Daueranwendung von Schmerz-, Beruhigungsmitteln und Psychopharmaka. Paracetamol-haltige Medikamente können möglicherweise einen akuten Schub auslösen.
- Das Erlernen einer Entspannungsmethode stärkt die Regeneration und Heilungsfähigkeit des Körpers.
- Eine Psychotherapie kann individuelle Hilfe bringen.

mung des Arztes über die Diätassistentin auch Nahrungsmittel aus dem Reformhaus oder Bio-Laden wie etwa Sojamilch. Sonst muss man sich – wohl oder übel – »gute Sachen« mitbringen lassen.

Claudia kritisiert die so genannten »großen Visiten«: »Alle Ärzte wollten mir den Bauch betasten. Ich kann mir wie ein Objekt vor. Heutzutage würde ich sagen, dass mich das stört, wenn mir jeder auf dem Bauch rumfummelt. Sie könnten sich zumindest erst einmal vorstellen und mich fragen.« Im Allgemeinen sind die Visiten im Krankenhaus sehr wichtig. Der Betroffene kann sich durch schriftliche Notizen darauf vorbereiten: Warum soll diese Untersuchung gemacht werden? Warum erhalte ich jenes Medikament? Fragen, die bei der letzten Visite vergessen oder nicht verstanden wurden.

Stationsklima

Betroffene wünschen, in ihren Bedürfnissen Ernst genommen und verstanden zu werden. Hier sind alle Mitarbeiter/innen der Station angesprochen. Frauke: »Mir hat geholfen, dass mich der Pfleger in den Arm genommen hat, als ich fix und fertig war, obwohl ich ihn erst bei der Untersuchung kennen gelernt habe. Beim Abschied habe ich mich bei ihm mit einem Blumenstrauß bedankt.«

Krankenhausstrukturen

Arbeitshektik, Funktionsaufteilung und Rollendenken kennzeichnen häufig die Arbeitsstrukturen der »Akut-Krankenhäuser« und Klinikzentren. Zwei Wünsche in Richtung eines »menschlichen Krankenhauses« möchte ich an den Schluss stellen: Angenehme Aufenthaltsräume müssten eingerichtet werden als Möglichkeit zu Rückzug, zum Gespräch oder Kennenlernen. Selbsthilfe- oder Gesprächsgruppen sollten zum Austausch von Erfahrungen angeboten werden, wie sie Annemarie Tausch auf »Krebs-Stationen« beschreibt.

Möglichkeiten und Grenzen

Viele Betroffene machen die Erfahrung, dass die medikamentöse und/oder chirurgische Behandlung lebensrettend und unersetzlich sind. Durch sie werden akute Symptome eingedämmt, gelindert und Ängste vermindert.

Grenzen der medizinischen Behandlung ergeben sich daraus, dass an Entstehung und Verlauf der Erkrankung der ganze Mensch in seinem Wohlbefinden, seinen Lebens- und Arbeitsbedingungen beteiligt ist. Durch frühzeitiges Erkennen der Bedeutung der Krankheit im Lebenszusammenhang könnte bei vielen Betroffenen eine Verschlimmerung des Krankheitsgeschehens und ein Chronisch-werden verhindern oder verlangsamt werden.

In diesem Zusammenhang ist das Gespräch auf »gleicher Ebene«, von Mensch zu Mensch wichtig. Jeder Betroffene hat ganz eigene Vorstellungen zur Krankheit entwickelt: Fragen, die in der üblichen schulmedizinischen Behandlung häufig unbeachtet bleiben. Daraus lassen sich im Gespräch ganz individuelle, Krankheits-mildernde oder vorbeugende Handlungsmöglichkeiten entwickeln. Indem der Arzt sein Wissen über die Erkrankung und ihre Behandlung beiträgt, kann er den Betroffenen in seiner eigenen Entscheidungsfindung begleiten.

Nun kann kein Arzt Spezialist auf allen Gebieten sein. Ich empfinde es als hilfreich, wenn der Arzt deutlich seine fachlichen und menschlichen Grenzen signalisiert und auf Kollegen auf psychotherapeutische Hilfe, auf Ernährungsberatung, auf Möglichkeiten von Selbsthilfegruppen hinweist. Dazu sollte der Arzt auch unkonventionelle Wege zu gehen bereit sein.

Verständliche Informationsschriften über Untersuchungs- und Behandlungsmaßnahmen, zur Ernährung und zu Selbsthilfegruppen können hilfreich sein. Bei vielen Betroffenen wird darüber hinaus ein persönliches Gespräch notwendig sein.

Erfahrungen mit Psychotherapeuten, anthroposophischen Ärzten, Heilpraktikern

Andere therapeutische Möglichkeiten werden nach meiner Ansicht gewählt, da von vielen Ärzten der medikamentösen Behandlung eine Monopolstellung eingeräumt wird und das Gespräch – als Voraussetzung um Heilungsmöglichkeiten zu entwickeln – verkümmert ist.

Den in diesem Buch beschriebenen psychotherapeutischen (s. S. 104), psychosomatischen (s. S. 92) und anthroposophischen Ansätzen (s. S. 77) wird von der Hochschulmedizin nur ein Schattendasein zugebilligt. Dabei bieten sie – selbst im akuten Schub und in Krankenhaus oder Klinik – weitere Hilfen zur Heilung. Alle beruflichen Helfer, die in diesem Buch schreiben, betonen die Notwendigkeit, den ganzen Menschen in seine Heilung einzubeziehen.

Ich habe bereits in meinem ersten Buch auf das ganz andere Verständnis der ganzheitlichen Ansätze hingewiesen. Von orthodoxen Schulmedizinern wird dieser gesamte Bereich immer noch als »unwissenschaftlich« hingestellt und als »unseriös« abgetan. Ich möchte durch dieses Buch Ansätze unterstützen, die auch andere Bewertungskriterien für Krankheit/Gesundheit gelten lassen – etwa als Kriterium des Erfolgs den Grundsatz: »Wer heilt, hat Recht!« Hieraus entsteht die Notwendigkeit, den erkrankten Menschen ernst zu nehmen und individuell zu berücksichtigen, was das »Heilung-fördernde« ist und sein kann. Psychotherapeutische und naturheilkundliche Möglichkeiten können dabei eine wichtige Hilfe sein.

In Selbsthilfegruppen hat nur etwa jeder zweite Teilnehmer Erfahrungen mit Psychotherapeuten, Anthroposophen oder Heilpraktikern. Als Hauptgründe sehe ich bei den Betroffenen: Unkenntnis der Möglichkeiten, finanzielle Gründe und Vorurteile. Deshalb möchte ich kurz das Angebot von Information, Beratung und Therapie darstellen.

Ziel einer Psychotherapie ist es, die Wahrnehmungsfähigkeit in Beziehungen zu entwickeln. Häufig muss man sich informieren und ausprobieren, um die »richtige« Therapie zu finden.

Wichtig ist, zu wissen, dass manche Leistungen von der Krankenkasse bezahlt (von Naturheilkundeärzten, Psychosomatischen Kliniken, familientherapeutischen Ambulanzen, Psychotherapeuten mit kassenärztlicher Zulassung), andere dagegen nur bezuschusst oder selbst bezahlt werden müssen (von vielen nicht ärztlichen Psychotherapeuten, Heilpraktikern).

Die Wahl des »richtigen« Therapeuten

Was über die Wahl des »richtigen« Arztes gesagt wurde, gilt auch für die Wahl des »richtigen« Psychotherapeuten, Naturheilkundearztes oder Heilpraktikers. Er sollte qualifiziert sein und Einfühlungsvermögen besitzen. Ich möchte hier als Erstes seine Beratertätigkeit hervorheben. Er berät auf der Grundlage von Kenntnissen auf einem bestimmten Gebiet. So haben sich Psychotherapeuten etwa spezialisiert auf zwischenmenschliche Beziehungen oder bestimmte Entspannungsverfahren, Naturheilkundeärzte oder Heilpraktiker auf bestimmte körperliche Vorgänge und ihre naturheilkundliche Beeinflussung.

Um nun einen Therapeuten zu finden, kann man Menschen fragen, die man schätzt und die gute Erfahrungen mit Kliniken oder Heilverfahren gemacht haben. Das Gespräch in einer Selbsthilfegruppe oder mit einem Arzt kann Entscheidungen erleichtern. Im ersten Gespräch mit einem Therapeuten sollte man darauf achten, ob er Erfahrungen mit bedrohlichen Erkrankungen hat und wie er mit dem Betroffenen umgeht. Wichtig ist, sich respektiert zu fühlen und das Gefühl zu haben, Vertrauen entwickeln zu können. Wenn man sich im Gespräch nicht ganz sicher ist, kann man eine Bedenkzeit für die Entscheidung vereinbaren.

Positive Erfahrungen und Möglichkeiten

Ich möchte hier die positiven Erfahrungen mit Psychotherapeuten, anthroposophischen Ärzten und Heilpraktikern benennen, im folgenden Kapitel die negativen Erfahrungen und Grenzen.

Wichtig ist, dass der Therapeut die schulmedizinische Seite der Erkrankung kennt. Besonders stärker von der Erkrankung betroffene Menschen wünschen, dass der Therapeut mit dem Arzt zusammenarbeitet oder sogar selbst Arzt ist. Eine Zusammenarbeit mit einem Psychotherapeuten ist meist einfacher. Auf Weisung ihrer Standesorganisation dürfen Ärzte nicht mit Heilpraktikern zusammenarbeiten.

Jeder Betroffene nutzt andere Heilansätze und braucht individuelle andere Hilfen.

Naturheilkundeärzte und Heilpraktiker

Sie wenden mehr körperlich orientierte Verfahren in Einzelbehandlung an. Gute Erfahrungen: Ausführliche, »naturheilkundliche« Diagnose; Kennenlernen von neuen Zusammenhängen mit der Erkrankung; angenehmes Klima; Verbesserung des Allgemeinbefindens; »sanfte« Medikamente; gute Ernährungsberatung; manchmal schlagartiges Bessern der Symptome (wie in der Schulmedizin). Beispiele auf Klinikebene: Anthroposophische Kliniken (HH-Rissen, Herdecke), »Ernährungs«-Klinik (Dr. Bruker, Lahnhöhe).

Psychotherapeuten helfen bei Konflikten in Einzel- oder Gruppentherapie

Gute Erfahrungen: Bewusstwerden der eigenen Gefühle, Wünsche, Einstellungen und Verhaltensweisen und der Zusammenhänge mit der Erkrankung; Herauskommen aus Opferhaltung; besseres Wahrnehmen von Belastungen und Überforderungen; Entwickeln von Selbstsicherheit und Konfliktfähigkeit; Erfahren von Geborgenheit. Auch Angehörige oder die ganze Familie können Hilfe erhalten. Beispiele für Psychosomatische Kliniken: Lübeck, Bad Neustadt, Schömberg, Bad Herrenalb, bestimmte Kliniken der Versicherungsträger. Leider arbeiten auf internistischen und chirurgischen Stationen sehr selten Psychotherapeuten.

Negative Erfahrungen und Grenzen

Ich will hier Erfahrungen grob zusammenfassen und Grenzen der Therapieformen aufzeigen. Negative Erfahrungen werden besonders in akuten Schüben gemacht, wenn sich die Symptome der Erkrankung verschlimmern, Belastungen entstehen und Ängste auftreten. Allerdings muss etwas Grundsätzliches zu Grenzen gesagt werden: Da die Erkrankung auch von nicht offensichtlichen Bedingungen unterhalten wird, kann sie sich unter jeder Therapieform verbessern oder verschlimmern.

Psychotherapeuten

Unmündighalten des Betroffenen; Überfordern mit Ratschlägen. Das Denken in psychiatrischen Kategorien (»Der Patient ist depressiv«) ist häufig Ausdruck der Unfähigkeit, den Betroffenen zu verstehen (ungenügendes Auseinandersetzen des Therapeuten mit eigener Schwäche und der Helferrolle). Die Belastbarkeit und Konfliktbereitschaft des Betroffenen werden nicht Ernst genommen. Veränderungen aufseiten des Betroffenen werden zu schnell erwartet.

Naturheilkundeärzte und Heilpraktiker

Sie reagieren oft genauso engstirnig wie Schulmediziner. Sie wollen nur ihre Methoden und Medikamente gelten lassen und fordern etwa das bedingungslose Absetzen von Kortison. Manche kennen nicht die Möglichkeiten einer individuell gesunden Ernährung und die Grenzen ihrer Behandlungsmöglichkeiten.

Da in unserer Gesellschaft Therapie und Hilfe zu einer Ware geworden sind, geht die Einzigartigkeit des betroffenen Menschen häufig verloren, und die medikamentöse Behandlung steht allein im Vordergrund. Notwendig ist in diesem Zusammenhang, dass der Einzelne sein Recht auf eine individuelle Behandlung vertritt. Darüber hinaus halte ich ein Therapiezentrum mit ganzheitlichem Ansatz für notwendig, in dem auch Selbsthilfegruppen eine wichtige Bedeutung haben.

Kapitel 11

Selbsthilfe und Selbsthilfegruppen

Selbsthilfe kann als Gegensatz zur Fremdhilfe verstanden werden. Betroffene meinen mit »sich selbst helfen« etwa: Die Haltung zu sich und der Erkrankung ändern, (sich) selbstbewusster gegenüber anderen Menschen und beruflichen Helfern zu werden und Fremdhilfe bewusster in Anspruch zu nehmen. Manche Betroffene finden dabei allein ihren Weg, probieren aus und sammeln Erfahrungen. Andere Betroffene und Angehörige haben das Gefühl, durch die Krankheit von anderen Menschen abgesondert zu sein. Für alle kann ein Austausch von Erfahrungen mit ähnlich Betroffenen hilfreich sein und Selbsthilfemöglichkeiten aufzeigen.

Den Weg in eine Selbsthilfegruppe finden verhältnismäßig wenige Menschen. Gründe für die Teilnahme sind etwa: Sich über die Erkrankung informieren, von anderen Betroffenen zu lernen, mit Alltagsproblemen besser fertig zu werden, sich gesellig zu treffen. Was in der einzelnen Gruppe geschieht, bestimmen dann jeweils die Teilnehmer – etwa, ob man sich einfach zusammensetzt oder ein Thema im Vordergrund stehen soll, ob man zusammen Essen kochen will oder sich Einzelne auch außerhalb von der Gruppensitzung treffen wollen. Nach meiner Ansicht hat eine Selbsthilfegruppe besonders dann eine heilende und stärkende Wirkung, wenn der Einzelne seine persönlichen Eindrücke und Gefühle schildern kann und wenn er mit der Vorgehensweise der Gruppe einverstanden ist.

Informationen über Selbsthilfegruppen und Selbsthilfeorganisationen

Betroffene erhalten Informationen zu bestehenden Selbsthilfegruppen über die Kontaktpersonen. Bei der Suche nach einer Gruppe oder bei einer Neugründung kann möglicherweise eine »Regionale Kontaktstelle für Selbsthilfegruppen« in der nächstgrößeren Stadt behilflich sein. Diese

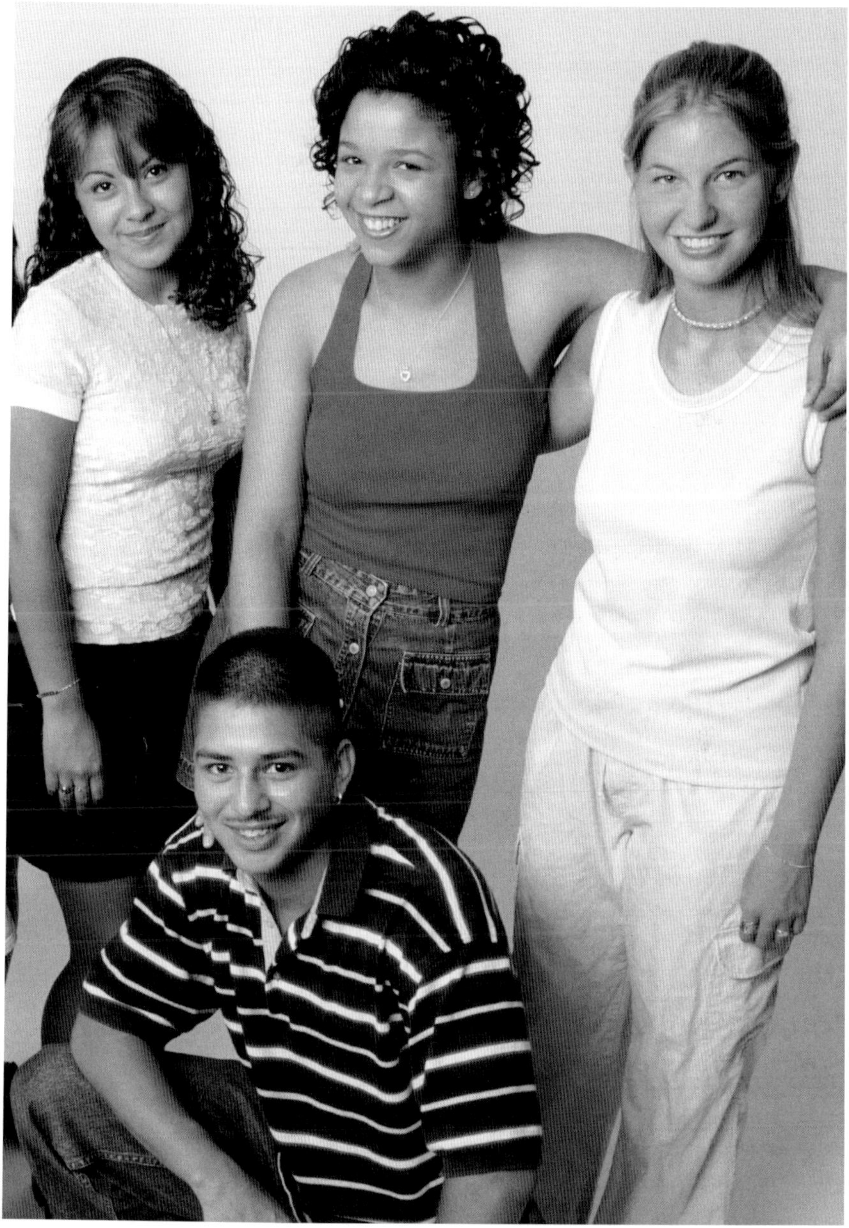

Adresse erfahren Interessierte bei der »Nationalen Kontaktstelle« in Berlin. Informationen und konkrete Hilfe bieten auch bestimmte, überregionale Selbsthilfeorganisationen.

Wenn es eine Selbsthilfegruppe in der Nähe gibt, kann ein Betroffener die Kontaktperson etwa fragen: »Wie lange besteht die Gruppe? Wie viele Menschen nehmen an den Treffen teil? Nimmt die Gruppe neue Mitglieder auf?«. Und meist wird die letzte Frage bejaht werden. Manche Gruppen allerdings machen nach einer Zeit der Öffnung für neue Mitglieder eine Phase durch, wo sich die Einzelnen besser kennen lernen wollen und sich die Gruppe nach außen schließt.

Im Gespräch mit der Kontaktperson lässt sich meist klären, wann neue Mitglieder aufgenommen werden und welche Handlungsmöglichkeiten sich in dieser Zeit anbieten. Wenn der Betroffene sich in seinem Teilnahmewunsch unsicher ist, kann er sich ruhig erkundigen, ob er an einigen Treffen versuchsweise teilnehmen kann. Dadurch kann er sich über eigene Wünsche und Erwartungen bewusst werden.

Manche Gruppen oder auch einzelne Mitglieder bieten – in regelmäßigem oder unregelmäßigem Abstand – offene Treffen für Interessierte an, wo Möglichkeiten zur Information und zum Kennenlernen gegeben sind. Wenn sich keine Selbsthilfegruppe in Ihrer Nähe befindet oder etwa eine bestehende sehr viele Mitglieder hat, dann kann man durchaus auch selbst Adressen sammeln und versuchen, eine eigene Gruppen zu gründen.

Betroffene Menschen sind zu finden:

- durch Aushänge in Arztpraxen, Beratungsstellen, Kliniken. Manche Ärzte finden sich bereit, die Adresse weiterzugeben
- durch eine Anzeige in einer Zeitung oder Zeitschrift; durch einen Bericht eines interessierten Journalisten
- durch Weitergabe der eigenen Adresse an regionale Kontaktstellen oder Selbsthilfeorganisationen; durch eine Veröffentlichung im Adressenverzeichnis dieses Buches, bei öffentlichen Veranstaltungen regionaler Selbsthilfegruppen oder überregionaler Selbsthilfeorganisationen

Es gibt viele Möglichkeiten, den Austausch mit anderen Betroffenen zu suchen. Wie weit der Einzelne geht, hängt von Gegebenheiten (Dorf, Stadt), aber auch von persönlichen Bedingungen ab. Wichtig bei einer Gruppengründung ist, sich nicht über Dauer zu überfordern und Verantwortung mit anderen zu teilen. So kann man etwa eine Gründung mit anderen Betroffenen besprechen und vorbereiten.

Wie Treffen von Selbsthilfegruppen ablaufen

Keine Gruppe ist wie die andere. Einige treffen sich einmal im Monat in öffentlichen Räumen, andere im Abstand von ein oder zwei Wochen in den Wohnungen von Mitgliedern. Aufgrund der Fragen, Wünsche und Erfahrungen Einzelner und der sich daraus ergebenden Aktivitäten entwickelt jede Gruppe ihren eigenen Stil. In den meisten Gruppen steht das Gespräch im Vordergrund. In einigen werden zeitweise Entspannungsübungen oder eine gemeinsame Mahlzeit gemacht. Mitglieder mancher Gruppen treffen sich auch außerhalb etwa zu einem Spaziergang. Da die Gesprächsthemen, wie Ernährung, Medikamente, Beziehungen, oft schnell wechseln und aus dem Wunsch heraus, sich näher kennen zu lernen, haben sich in einigen Gruppen innere Vereinbarungen entwickelt. Sie sollen es dem Einzelnen erleichtern, von sich zu erzählen.

Mitglieder von zwei Selbsthilfegruppen berichten vom Beginn ihrer Treffen. Gabi: »Bei uns hat sich eine Art Ritual ergeben: Wir machen ein »Blitzlicht«. Dabei sagt jeder, wie es ihm geht, worum es in der Gruppe gehen soll und was er sich vom Abend erwartet. Dabei braucht sich niemand etwas »aus den Ärmeln zu saugen«: Denn wer zum Beispiel nichts sagen möchte oder nichts erwartet sagt eben das. Wenn die Runde um ist, hat sich meist herausgestellt, was wir an dem Abend machen. So haben sich mit der Zeit auch die Ziele der Gruppe geändert. Ich habe dabei gelernt, zu erkennen, was für mich wichtig ist und was mir gut tut.« Bei Mitgliedern einer anderen Gruppe steht in der Anfangsphase des Treffs seit einigen Monaten die Frage: »Wer möchte anfangen?« Gerda: »Dadurch bin ich mir bewusst geworden, wo ich mich zurückstelle und dass ich mich selbst wichtig nehmen muss.«

In länger bestehenden Gruppen entsteht manchmal der Wunsch, sich intensiver mit einem Thema zu beschäftigen. Denis: »Wir haben uns entschlossen, dass einer von uns jeweils das nächste Treffen gestaltet, ein Thema wählt und den Gesprächsablauf leitet. Dadurch wollen wir die Sprechangst abbauen und dazu kommt, dass jeder mehr von seinen Lebenserfahrungen vorstellt. Am Schluss machen wir ein »Blitzlicht«. In unserer eigenen Gruppe ist schon öfter die Frage aufgetreten: »Wollen wir uns zum nächsten Mal ein bestimmtes Thema vornehmen?« Ein eher un-

Schwierigkeiten in Gruppen lösen

Im Gruppenverlauf können Probleme entstehen, wenn etwa Mitglieder häufig wechseln, in den Treffen durcheinander geredet wird, sich Zweiergespräche entwickeln oder auch keiner die Initiative ergreift: »Warum sind wir eigentlich hergekommen?« Für den Gruppenprozess und für den Einzelnen ist wichtig, bestehende Schwierigkeiten zu erkennen, sie anzusprechen wagen und nach Lösungen zu suchen. Dabei kann sich im Gespräch ergeben, was für den Einzelnen etwa der ständige Mitgliederwechsel bedeutet und was er sich mehr wünscht.

Auf der anderen Seite können Schwierigkeiten aus einer zu festen Struktur entstehen, wenn etwa die Gruppensitzungen fortwährend von den selben Teilnehmern und den gleichen Themen bestimmt werden. Dabei kommen meist die Wünsche der Einzelnen zu kurz. Hilfreich kann dann sein, innerhalb des Gruppenprozesses Störungen den Vorrang zu geben: »Ich bin erschöpft und kann nicht mehr zuhören.« Durch diese Vereinbarung lernt der Einzelne seine Bedürfnisse und Gefühle wichtig zu nehmen. In einer »Runde«, in der jeder seine Eindrücke und Empfindungen ausdrückt, entsteht daraus eine neue Situation und vielleicht ein anderes Thema. Ermöglicht wird aber auf jeden Fall eine andere Art des Miteinander-Umgehens, was für den Einzelnen und die Gruppe fruchtbringend ist.

Wenn eine Gruppe allein keinen Weg aus ihren Schwierigkeiten findet, kann sie versuchen, sich mit anderen Selbsthilfegruppen auszutauschen. Diese haben möglicherweise vergleichbare Probleme und können von ihren Lösungsversuchen berichten. »Regionale Kontaktstellen« bieten häufig Erfahrungsaustausch-Treffen für Selbsthilfegruppenmitglieder.

Auf diesen »Gesamttreffen« können Erfahrungen mit Mitgliedern anderer Gruppen ausgetauscht und Neuentreffen, Veranstaltungen oder gemeinsame Wochenendseminare besprochen und vorbereitet werden.

gewöhnliches Thema war dann etwa, dass eine Betroffene ihre künstlerischen Produkte (Seidenmalerei) vorstellte und so ein Gespräch in Gang kam.«

Ziel der meisten Gruppen ist, ein vertrauensvolles Klima entstehen zu lassen, in dem jeder sich einbringen kann. Dazu sollten Gesprächsgruppen etwa 6 bis 10 Personen umfassen. Darüber hinaus ist Verbindlichkeit und ein persönlicher Austausch schwerer herzustellen. Andererseits treffen sich manche Gruppen zeitweise nur zu dritt. Um den Kontakt auch außerhalb zu ermöglichen, wird in vielen Gruppen eine Adressenliste mit Telefonnummern der Einzelnen angefertigt und verteilt.

Was Selbsthilfegruppen bewirken

»Wenn ich von anderen höre, wie sie mit sich umgehen, was sie tun, wenn es schlechter geht, welche Möglichkeiten es gibt, sich zu helfen und Hilfe zu erhalten, dann gibt mir das immer wieder einen Anstoß, auf mich zu vertrauen und selbst Neues auszuprobieren.« Die Teilnahme an einer Selbsthilfegruppe bewirkt, dass sich der Einzelne über seine Situation und seinen persönlichen Standpunkt bewusster wird, Vertrauen zu sich entwickelt und neue Handlungsmöglichkeiten entdeckt. Diese Handlungsmöglichkeiten beziehen sich zum Beispiel auf eine bewusstere Auswahl von Hilfsangeboten: »Indem ich erlebe, welche Hilfe andere Betroffene in Anspruch nehmen, indem ich am anderen sehe, was hilft oder auch nicht hilft, kann ich mehr Sicherheit für meinen eigenen Weg finden.« In einer Selbsthilfegruppe kann der Betroffene durch die Berichte der anderen erfahren, nach welchen Gesichtspunkten sie sich Hilfe durch Ärzte, Psychotherapeuten, Heilpraktiker erwarten. Indem der Einzelne seine Erfahrungen mitteilt und von anderen Betroffenen Rückmeldungen erhält, kann er seine Erfahrungen besser einordnen. Dabei kann er auch erkennen, dass die individuell richtigen Schritte in unterschiedliche Richtung gehen können.

Nach einer Zeit der Teilnahme berichten einige Mitglieder verschiedener Gruppen. Claudia: »Für mich war die Erfahrung, dass andere auf das eingehen, was ich sage, wohl tuend.« Petra: »Als Betroffene haben wir ähnliche Probleme. Meine Erfahrung ist, dass erst Betroffene selbst meine

Schwierigkeiten wirklich verstehen können.« Mitglieder berichten häufig, dass sie sich vor Eintritt in die Gruppe mit ihren Problemen allein und isoliert fühlten. Die Teilnahme an einer Gruppe, in der jeder von sich erzählen kann, wirkt für sie entlastend.

Auf der anderen Seite können auch Belastungen entstehen. Manche neue Teilnehmer der Gruppe befürchten, dass sie sich vom Leid der anderen nicht genügend abgrenzen können. Für sie ist wichtig, sich diese Bedenken bewusst zu machen und sie in der Gruppe anzusprechen. Johannes: »Anfangs dachte ich, dass ich andere verletze, wenn ich sage, dass es mir zu viel ist. Ich musste lernen, zu mir zu stehen, für mich zu sorgen und meine Grenzen wahrzunehmen.«

Erfahrungs- und Problemaustausch

In Selbsthilfegruppen besteht eine gute Möglichkeit, die Entwicklung der eigenen Verhaltensweisen und ihre lebensgeschichtliche Bedeutung kennen zu lernen. Die jetzigen Erfahrungen, Bedenken und Gefühle treten immer wieder in einander ähnlichen Situationen auf. Indem der Einzelne seine Erfahrungen und Probleme mit- (anderen) teilt, verlieren sie ihre Schwere und Belastung. Gerda sagt dazu aus ihrer Gruppe: »Jedes Mal hat jemand die Möglichkeit, etwas von seiner unendlich langen Geschichte zu erzählen, Probleme zu besprechen, die schon lange anliegen.« Ein Mitglied einer drei Jahre bestehenden Gruppe sagt: »Wichtig finde ich, dass wir auch Intimes nicht aussparen. Dadurch hat sich ein Vertrauensverhältnis und eine größere Intensität entwickelt.«

Im Vordergrund der Gruppengespräche steht meist die jetzige Situation: Erfahrungen in Beziehungen zu Angehörigen, Freunden, Arbeitskollegen. Wenn der Einzelne in der Gruppe zu sich stehen lernt, kann er auch außerhalb mehr ausdrücken, was ihm gut tut. In diesem Zusammenhang ändert sich dann oft die eigene Einstellung. Johannes: »In der Selbsthilfegruppe habe ich gesehen, dass ich meine Beziehungen und auch die schmerzhaften Erfahrungen ganz erheblich mitgestalte. Indem ich meine Erlebnisse mit anderen Augen sehe, kann ich auch Phasen stärkerer Betroffenheit einen Sinn geben.« Bernhard: »In der Gruppe habe ich erfahren, dass ich Krankheit nicht verstecken brauche. Ich stehe mir so positiver gegenüber.«

Ein vertrauensvolles Gruppenklima ist Voraussetzung, um persönliche Änderungsmöglichkeiten zu erkennen. In ihm kann der Einzelne seine Gedanken, Gefühle und Bedürfnisse ausdrücken und neue Verhaltensweisen ausprobieren. Dabei ist wichtig, dem anderen zuhören zu lernen und sich selbst wahrzunehmen. Da es Betroffenen häufig schwer fällt, sich zu verwöhnen, sollte man die Gesprächssituation angenehm gestalten, es sich bequem und möglicherweise auch »kuschelig« machen. In einer derartigen Situation fällt es dem Einzelnen häufig leichter, sich darzustellen – etwa auch nach dem Motto: »Ich versuche mich an alles zu erinnern, was mich glücklich und froh gemacht hat.«

Der Einzelne lernt in der Gruppe, seine Bedürfnisse auszudrücken. Dadurch kann er auch außerhalb gegenüber Ärzten und Institutionen seine Ansichten und Rechte besser vertreten. Dass Selbsthilfegruppen heilungsfördernd wirken, belegt die Aussage eines Mitglieds einer süddeutschen Selbsthilfegruppe: »Der Professor schickt Neue zu uns, weil er an uns gesehen hat, dass Selbsthilfegruppen helfen.«

Möglichkeiten und Grenzen

Im Moment sind weniger als 1% der Betroffenen Mitglieder einer Selbsthilfegruppe. Auch wenn Einzelne in Selbsthilfegruppen oder Gruppen junger Stomaträger sind, wählen nur wenige diesen Weg. Das ist häufig ein Zeichen von Unwissenheit. Beim Einzelnen bestehen aber auch individuelle Grenzen: Angst, in eine Gruppe ohne Leiter zu gehen, Angst vor fremden Menschen, Angst, auf eigene Konflikte zu stoßen. Teilnehmer verschiedener Selbsthilfegruppen bemerken an sich nach einiger Zeit eine persönliche Weiterentwicklung, einen besseren Umgang mit Belastungen in Beziehungen zu anderen Menschen, eine bewusstere Auswahl der Hilfsangebote beruflicher Helfer.

Wieweit die Teilnahme den Einzelnen weiterbringt, hängt auch von der Gesamtentwicklung der Gruppe ab. So entsteht in manchen Gruppen die Tendenz, dass der Treff immer mehr zum »Kaffeeklatsch« wird oder in Organisation und Öffentlichkeitsarbeit stecken bleibt. Wenn dadurch die Meinung des Einzelnen und seine Gefühle keinen Raum erhalten, besteht die Gefahr, dass Mitglieder gehen und die Gruppe sich auflöst.

Essen und Trinken bei chronisch entzündlichen Darmerkrankungen

Die Erkrankung eines Verdauungsorgans veranlasst viele Betroffene, sich mit ihrer Ernährung auseinander zu setzen. Bei akuten Beschwerden greift man gerne auf bewährte Hausrezepte wie Zwieback, Kamillentee und Haferbrei zurück. Schwieriger wird es, wenn die Beschwerden anhalten oder nur teilweise abklingen. Dann herrscht meist Ratlosigkeit vor und zugleich der Wunsch, sich auch beim Essen so viel Lebensqualität wie möglich zurückzuerobern. Denn Essen und Trinken haben etwas mit Sinnenfreude und Lebenslust zu tun.

Die wissenschaftliche Forschung beschäftigt sich seit langem mit der Frage, welche Bedeutung Ernährungsfaktoren für die Unterhaltung und Auslösung chronisch entzündlicher Darmerkrankungen zukommt.

Eine Reihe von Substanzen aus der Nahrung sind als Verursacher diskutiert worden:

Milcheiweiß

Der Verdacht auf eine schädigende Wirkung von Kuhmilch konnte nicht nachgewiesen werden. Eine Unverträglichkeit von Milcheiweiß (Kuhmilchintoleranz), die bei Kindern mit Colitis ulcerosa eine Rolle spielen soll, tritt nur gelegentlich auf. Ansonsten sind Beschwerden, die von Kuhmilch ausgelöst werden meistens auf die Unverträglichkeit von Milchzucker zurückzuführen (Laktoseintoleranz).

Raffinierte Kohlenhydrate

Der erhöhte Konsum von raffiniertem Industriezucker bei Morbus-Crohn Betroffenen konnte in mehreren Studien nachgewiesen werden. Eine ursächliche Rolle bei der Entstehung von CED ließ sich nicht bestätigen, es wird vielmehr als eine Folge der Erkrankung angesehen.

Gehärtete Fette

Als Ursache für die Entstehung chronisch entzündlicher Darmerkrankungen wurden auch gehärtete Öle, d. h. chemisch aufbereitete Fette (sie sind in einigen Margarinesorten zu finden) diskutiert. Auch dies konnte nicht bestätigt werden.

Lebensmittelzusatzstoffe

Verdächtigt wurde auch Carrageen (Stabilisator E 407). Dieser Lebensmittelzusatzstoff erwies sich im Tierversuch als darmschädigende Substanz. Beim Menschen konnte man allerdings keine vergleichbare Wirkung finden.

Nahrungsmittelallergie

Oftmals fand man bei CED-Betroffenen eine erhöhte Antikörperbildung gegen bestimmte Nahrungsmittel im Blutserum. Man nimmt an, dass diese Antikörperbildung durch eine vermehrte Durchlässigkeit an der entzündeten Darmwand zustande kommt und nichts mit der Entstehung der Erkrankung zu tun hat.

Nach wie vor spricht vieles dafür, dass Ernährungsfaktoren bei chronisch entzündlichen Darmerkrankungen von Bedeutung sind. Ein eindeutig positiver oder negativer Einfluss auf die Entstehung der Erkrankung ließ sich aber bisher nicht erhärten.

Ernährung bei CED ist individuell und problembezogen

So lässt sich aus den bisherigen wissenschaftlichen Ergebnissen keine Ernährungsform ableiten, die für alle Gültigkeit hat. Das bietet viel Freiheit für den persönlichen Ernährungsstil, verunsichert aber viele Betroffene zu Recht. Trotzdem gibt es Orientierungspunkte. Nur müssen die Vorgaben meist sehr auf die einzelne Person abgestimmt werden, denn die Ausgangslage ist bei jedem Betroffenen unterschiedlich. Ernährungsempfehlungen bei CED sind individuell und bezogen auf die Probleme und Beschwerden, die gerade im Vordergrund stehen, wie etwa:

- ein akuter Entzündungsschub
- starke Durchfälle
- Untergewicht
- Appetitlosigkeit
- Mangelzustände
- Stenosen (Verengungen)
- Fettverdauungsstörungen
- Kohlenhydratintoleranz wie z. B. Milchzuckerunverträglichkeit
- Blähungen

Richtschnur für jede Situation ist einerseits die Sicherstellung einer ausreichenden Versorgung mit allen wichtigen Nährstoffen und zum anderen die Ermittlung persönlicher Unverträglichkeiten. Wohlbefinden und Vitalität eines jeden Menschen werden von der Art der Ernährung beeinflusst. Von CED Betroffene können mit einer möglichst vielseitigen und hochwertigen, auf die individuellen Gegebenheiten abgestimmten Ernährung Beschwerden mildern, mehr Kraft gewinnen und die Selbstheilungskräfte unterstützen.

Nahrungsmittelallergien und Nahrungsmittelunverträglichkeiten

Nach heutigem Wissen ist bei CED-Erkrankten nur in sehr seltenen Fällen eine Nahrungsmittelallergie festzustellen, die zu Veränderungen der betroffenen Darmabschnitte führt. Es besteht allerdings der Verdacht, dass Nahrungsmittelzusatzstoffe und auch bestimmte Nahrungsmittelinhaltsstoffe ein mitauslösender Faktor sind. Doch dazu stehen noch weitere Untersuchungen aus.

Im Wissen um diesen Verdacht, und auch wegen der oftmals erhöhten Durchlässigkeit der Darmwand, erscheint es sinnvoll, den Anteil an Schadstoffen und künstlichen Zusatzstoffen in der täglichen Ernährung gering zu halten. Das ist in unseren fast-food-Zeiten nicht immer ganz einfach. Trotzdem sollte man versuchen, die Lebensmittel so naturbelassen wie möglich auszuwählen und den »Chemiebaukasten« in Fertiggerichten und Fertigsoßen weitgehend zu meiden.

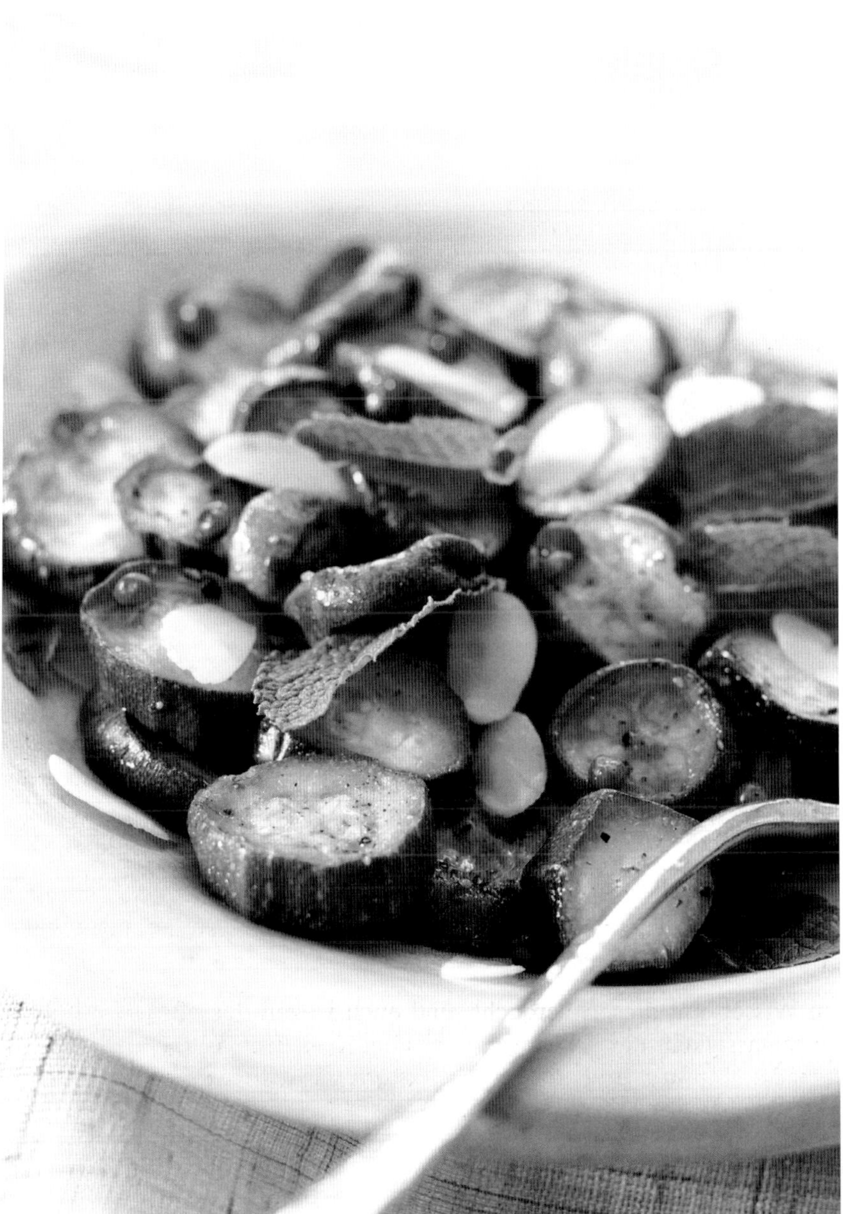

Vieles spricht auch für Produkte aus kontrolliert biologischem Anbau: Es lassen sich zwar nicht alle Schadstoffbelastungen aus unserer Umwelt vermeiden, aber die ökologische Landwirtschaft verzichtet zumindest auf künstliche Düngung und chemische Schädlingsabwehr.

Dies sind eher vorsorgliche Empfehlungen nach der Devise »Weglassen, was den Organismus belasten könnte.« Daneben spielen Nahrungsmittelunverträglichkeiten bei vielen Betroffenen eine erhebliche Rolle. Sie sind individuell unterschiedlich und lassen sich nicht immer ganz leicht herausfinden.

Nahrungsmittelunverträglichkeiten ermitteln

Einige Betroffene können relativ schnell feststellen, welche Lebensmittel und Zubereitungsformen für sie schlecht verträglich sind. Bauchschmerzen, Durchfälle, Blähungen lassen sich für sie eindeutig mit dem Genuss bestimmter Speisen in Zusammenhang bringen. Streicht man diese aus dem Speiseplan, lässt sich oft eine merkliche Verbesserung der Lebensqualität erreichen. Diese Eindeutigkeit ist häufig in besonders »empfindlichen« Phasen gegeben, z. B. in der Zeit nach einer Operation oder einem Entzündungsschub.

Aber manchmal lassen sich Nahrungsmittel, die individuelle Unverträglichkeiten auslösen, nicht so leicht identifizieren. In diesem Fall ist es hilfreich ein Ernährungs- und Beschwerdentagebuch zu führen. Steht danach ein Lebensmittel in Verdacht, Beschwerden auszulösen, lässt man es eine Weile zur Überprüfung weg. So kann man nach und nach unverträgliche Nahrungsmittel für sich herausfinden.

Eine anderer, allerdings etwas langwieriger Weg zur Ermittlung von Unverträglichkeiten ist die Ausschlussdiät: Man isst ein bis zwei Wochen nur die Nahrungsmittel, mit denen man sich wohl fühlt. Nach dieser Zeit wird dann alle zwei bis drei Tage ein neues Nahrungsmittel dazugenommen und die Reaktion in einem Tagebuch protokolliert. Treten nach einem neu eingeführten Nahrungsmittel Beschwerden auf, muss es sofort wieder aus dem Speiseplan gestrichen werden. Erst wenn die Symptome abgeklungen sind, wird ein neues Nahrungsmittel ausgetestet. Am Ende dieser Mühen sind die persönlichen Unverträglichkeiten geklärt.

Es lohnt sich allerdings, diese identifizierten Nahrungsmittel nach einer Erholungsphase erneut auszutesten. Denn oft werden mit der zunehmenden Gesundung auch wieder mehr Lebensmittel vom Körper toleriert und die Einengung des Speiseplans ist nicht mehr in dem Ausmaß erforderlich.

Milchzuckerunverträglichkeit (Laktoseintoleranz)

Bei Morbus Crohn und Colitis ulcerosa tritt häufig – besonders im Entzündungsschub – eine Unverträglichkeit gegenüber dem Milchzucker (Laktose) auf. Das Milchzucker spaltende Enzym Laktase wird im Dünndarm nicht ausreichend gebildet, die ungespaltene Laktose gelangt dann in tiefere Darmabschnitte und verursacht dort Durchfälle und auch Blähungen.

Man sollte in diesem Fall
- milchzuckerhaltige Lebensmittel meiden
- nach Abklingen der Beschwerden austesten, inwieweit laktosearme Lebensmittel vertragen werden
- ausprobieren, ob die Gabe von Laktasepräparaten(z. B Kerulac, Laktrase) die Verträglichkeit von Milchzucker verbessert (besonders wichtig beim Essen unterwegs).

Laktose findet sich in Milch, Milchprodukten und z. B. auch in Konserven, Würstchen, manchen Broten, Puddings, Speiseeis, Milchschokolade, Salatdressings und Instant-Gerichten. Naturjoghurt wird oft gut vertragen, da die Joghurtkeime im Darm noch erhebliche Mengen Milchzucker abbauen können. Laktosearm sind Milchprodukte wie z. B. Edelpilzkäse, Butterkäse, Harzer, Mozzarella.

Eine Laktoseintoleranz lässt sich über einen Funktionstest (H_2-Atemtest) zur Feststellung von Kohlenhydratmalabsorption diagnostizieren. Auch die seltener auftretende Unverträglichkeit gegenüber von Fructose, Sorbit oder eine bakterielle Fehlbesiedlung lassen sich durch einen solchen Test feststellen. Diese Diagnostik und die daraus folgende Ernährungsumstellung führen oft zu einer merklichen Eingrenzung der Beschwerden. Ein Trost: Bei vielen Betroffenen entwickelt sich die Intoleranz gegenüber Laktose mit dem Abklingen der Entzündung wieder zurück.

Essen und Trinken in Phasen schwacher Krankheitsaktivität

In den ruhigeren Zeiten der Erkrankung ist neben dem Ausschluss unverträglicher Nahrungsmittel eine Ernährung anzustreben, die den Körper mit allen lebensnotwendigen Stoffen ausreichend versorgt. Denn unzureichendes und unausgewogenes Essen schwächt den Gesamtorganismus und ist eine schlechte Ausgangslage für anhaltende Gesundung.

Mit einer Ernährung, die
- hochwertig
- abwechslungsreich
- ballaststoffreich (außer bei Stenosen)
- schmackhaft
- sanft und schonend

ist, kann man die Vitalität steigern und die Heilung unterstützen.

Empfehlungen zur Ernährung, auch im akuten Entzündungsschub

Nahrungsmittel	Sorten und Mengen
Fleisch, Wurst	mageres Huhn, Pute, Rinderfilet, Geflügelaufschnitt, magere Wurstsorten.
Fisch	magere Sorten wie Forelle, Scholle, Seelachs; bei Verträglichkeit auch Lachs.
Milch, Milchprodukte	magere, milde Käsesorten, Naturjoghurt und andere Sauermilchprodukte, Quark.
Bei Laktoseintoleranz	Sojamilch, Tofu und andere Sojaprodukte als Ersatz probieren.
Fette und Öle	Fette sollten eher sparsam verwendet werden, z.B. Butter, Pflanzenmargarine, kaltgepresste Öle (Sonnenblumen-, Oliven-, Distel-, Raps-, Sojaöl), kleine Mengen Sahne oder Creme fraiche. Keine gehärteten Fette.
Getränke	täglich 1,5 bis 2 Liter. Stilles, kohlensäurearmes Mineralwasser, verdünnte Fruchtsäfte, Gemüsesäfte, Kräutertees, schwarzen und grünen Tee in Maßen.
Gewürze	Nicht zu viel Salz (außer bei starkem Durchfall), getrocknete Kräuter zum Kochen, frische Kräuter, Gemüsebrühextrakte (z. B. Frugola), reine Sojasoße (Tamari, Shoyu), Sojapaste (Miso), Zwiebeln und Knoblauch nur wenn verträglich.

Empfehlungen für eine hochwertige und verträgliche Ernährung

Vorweg: Generell sollte man mit Nahrungsmitteln vorsichtig sein, die den Darm belasten oder reizen könnten wie blähendes Gemüse (Kohl, Hülsenfrüchte), fettreiche Speisen, scharfe Gewürze, grobe Vollkornbrote und Müslis, viel Säurehaltiges (Zitronen, Orangen, auch Orangensaft), viel Zuckerhaltiges (auch Limonaden und Colagetränke), Getränke mit viel Kohlensäure und sehr kalte bzw. sehr heiße Speisen.

Tierischen Lebensmitteln kommt wegen des hohen Eiweißgehaltes eine höhere Bedeutung zu als üblicherweise. Bei ausreichendem Körpergewicht und geringer Entzündungsaktivität sollte Fleisch und Wurst allerdings einen nicht zu großen Raum einnehmen. Milch und Milchprodukte sind zusätzlich wertvolle Kalziumlieferanten, die bei Kortisoneinnahme eine wichtige Maßnahme zur Vorbeugung gegen Osteoporose sind.

Diese Aufzählungen sollen nur eine Orientierung sein. Sowohl der persönliche Geschmack als auch die Verträglichkeit lassen oft mehr, aber manchmal auch weniger Lebensmittel zur Auswahl zu. Wichtig ist, die persönlichen Essgewohnheiten zu überdenken und in Richtung auf eine hochwertigere Ernährung hin schrittweise zu verändern.

Pflanzliche Lebensmittel

Pflanzliche Lebensmittel sollten einen großen Anteil am Speisenplan einnehmen

Getreide, Getreideprodukte und Kartoffeln:

Fein geschrotetes Vollkornbrot, Vollkornknäcke, ungesüßter Zwieback, feine Vollkornflocken, gegarte Vollkornprodukte wie z.B. Reis, Nudeln, Hirse, Bulghur, Quinoa; Kartoffeln eher als Pellkartoffeln, Süßkartoffeln.

Gemüse:

Weich gegartes Gemüse, z.B. Möhren, Zucchini, Broccoli, Fenchel, Kürbis; Salate und Rohkost nach Verträglichkeit (sehr fein geschnitten oder gerieben).

Obst:

Reife Äpfel, Birnen, Erdbeeren, Himbeeren, Aprikosen, Bananen, Honigmelone, eventuell gedünstet.

Essen und Trinken in Phasen starker Krankheitsaktivität

Im akuten Entzündungsschub ist Essen oft ein schwieriges Unterfangen. Appetitlosigkeit, Bauchweh, Durchfälle und das Gefühl mit dem Essen die Beschwerden zu verschlimmern, machen ein normales Essen und Trinken oft unmöglich. Dabei ist es gerade in dieser Zeit wichtig, den Körper ausreichend mit Energie, Nährstoffen und Flüssigkeit zu versorgen. Der Organismus befindet sich in einem Stresszustand, der mit einem erhöhten Energieverbrauch einhergeht und auch auf Eiweiße, Fette und Kohlenhydrate aus der Körpersubstanz zurückgreift.

In einer solchen Situation ist es sinnvoll mit Arzt und Ernährungsberater die Ernährung als Teil der Therapie individuell zu bestimmen. Als sehr hilfreich hat sich hier die »künstliche« Ernährung erwiesen. Sie entlastet den Verdauungstrakt und gewährleistet gleichzeitig eine optimale Nährstoffversorgung.

Ist eine Versorgung über die normale Ernährung und/oder Trinknahrung nicht möglich, wird häufig die parenterale Ernährung, also eine Ernährung über Infusionslösungen eingesetzt, die direkt in die Vene gegeben werden. Auch auf diese Art ist eine vollständige Versorgung mit allen Nährstoffen möglich, allerdings hierbei unter Umgehung des Verdauungstraktes.

In den meisten Fällen ist es aber auch im akuten Entzündungsschub möglich, sich mit Erzeugnissen aus der eigenen Küche zu ernähren. Nur sollte man sowohl bei der Auswahl der Nahrungsmittel als auch bei deren Zubereitungsform immer genau auf die Empfindlichkeit und die verminderte Leistungsfähigkeit des Verdauungstraktes zugeschnitten sein (siehe Zusammenstellung oben).

Formuladiät

Am häufigsten angewandt werden spezielle Trink-und Sondennahrungen, auch Formuladiät oder »Astronautenkost« genannt. Man unterscheidet zwei Formen von Formuladiäten: Die chemisch definierte und die nährstoffdefinierte.

Ist die Verdauungsleistung eingeschränkt, eignen sich chemisch definierte Formuladiäten. Sie bestehen aus den Bausteinen von Eiweißen, Kohlenhydraten und Fetten und werden im oberen Teil des Dünndarms fast vollständig aufgenommen. Viele Produkte sind nicht zum Trinken geeignet und werden über eine Sonde verabreicht.

Nährstoffdefinierte Formuladiäten enthalten alle wichtigen Nahrungsbestandteile in größeren Bausteinen und müssen im Verdauungstrakt erst aufgespalten werden. Sie werden eingesetzt, wenn die Verdauungsleistung erhalten ist. Es gibt sie in trinkbarer Form mit unterschiedlichen Geschmacksstoffen versetzt. Von beiden Formen kann man sich vollständig ernähren. Die Trinknahrungen eignen sich auch gut als Zusatzkost zum Ausgleich von Gewichtsverlusten und Mangelzuständen.

Ein paar Orientierungspunkte für Lebensmittelauswahl und Zubereitung der Mahlzeiten:

- Speisen sehr weich dünsten oder kochen. Noch bekömmlicher sind sie in pürierter oder passierter Form. Als »schnelle Küche« bietet sich an, Babykost aus dem Glas zu essen.
- Häufige kleine Mahlzeiten über den Tag verteilen.
- viel Kräutertee (z. B. Kamille, Fenchel, Anis, Salbei, Pfefferminze) und Wasser trinken (möglichst mehr als zwei Liter)
- Lebensmittel mit geringem Ballaststoffgehalt bevorzugen
- Lebensmittelauswahl:
  - zartes, mageres Geflügelfleisch, magerer Fisch
  - milder Naturjoghurt, Dickmilch, Magerquark
  - Tofu (Sojaquark)
  - Brei aus feinen Getreideflocken oder Grieß
  - altbackenes Weizenbrot, Zwieback, Weizenknäcke
  - Gemüsebrühe, zartes Gemüse wie Möhren, Spinat, Zucchini, Spargelspitzen, Broccoli

  - Kartoffelbrei (ohne Milch), Reis (parboiled)
  - reife gedünstete Äpfel, Bananenmus
  - geringe Mengen Halbfettmargarine oder Butter, kein stark erhitztes Fett, evtl. MCT-Fette
- Anreichern der Mahlzeiten mit z. B.
  - geschagenem Ei
  - kleinen Mengen Fett
  - Eiweißkonzentrat (z. B. Protein 88® aus der Apotheke)
  - Maltodextrin 19® (Konzentrat aus Maisstärke; Apotheke oder Reformhaus).

Die Kunst zu speisen

Unsere Ernährungsgewohnheiten sind oft von hastigem und unregelmäßigem Essen bestimmt. Auch das kann eine Belastung für die Verdauung sein und Beschwerden verschlimmern. Ruhige und entspannte Mahlzeiten führen nicht nur zu größerem Genuss, sie sind auch eine Möglichkeit für sich und den eigenen Körper gut zu sorgen.

Von den folgenden Punkten sollte man etwas mit in den Alltag nehmen:
- in Ruhe essen, eine möglichst entspannte Atmosphäre schaffen
- regelmäßige kleine Mahlzeiten über den Tag verteilen
- gut kauen
- das Essen für`s Auge ansprechend anrichten
- nicht zu viel auf einmal essen
- nicht zu heiß oder zu kalt essen
- abends nur leichte Mahlzeiten einnehmen
- schmausen, speisen und genießen

Auf besondere Probleme adäquat reagieren: Durchfälle

Durchfälle bei chronisch entzündlichen Darmerkrankungen können unterschiedliche Ursachen haben. Nicht immer ist ausschließlich die Entzündung dafür verantwortlich. Mögliche Gründe für ihr Entstehen können sein:

- starke Ausscheidung und wenig Aufnahme von Flüssigkeit (entzündungsbedingt)
- vermehrte Darmbewegungen
- Gallensäureverlust/Fettverdauungsstörungen
- Kohlenhydratmalabsorption (z. B. Milchzuckerunverträglichkeit, Fructoseunverträglichkeit)
- zu kurze Darmpassage nach Operationen (Kurzdarmsyndrom)
- bakterielle Infektionen
- Ernährungsfehler
- Aufregung, Überforderung, Angst

Allgemeine Empfehlungen bei Durchfall

- Viel Flüssigkeit trinken und sehr schonend essen
- Zum Essen nichts trinken, dafür aber zwischen den Mahlzeiten viel Flüssigkeit zu sich nehmen.
- Nahrungsmittel meiden, die den Darm zusätzlich reizen können, wie z. B. fette, scharfe, sehr grobe und sehr zuckerhaltige Speisen. Unverträglichkeiten klären. Eventuell klären, ob eine Laktoseintoleranz oder eine Unverträglichkeit gegenüber Fructose oder Sorbit vorliegt
- Kaffee, Alkohol, größere Mengen schwarzen und grünen Tee meiden. Die anregende Wirkung dieser Getränke kann auch die Darmbewegungen anregen.
- »Eindickende« Speisen bevorzugen: Einige Ballaststoffe haben eine große Wasserbindungsfähigkeit und können so helfen, den Stuhl einzudicken. Dadurch lassen sich manchmal die Stuhlentleerungen vermindern. Solche Quellstoffe sind z.B. Pektin, Haferkleie, Guarmehl, indische Flohsamenschalen. Feingeriebener Apfel (mit Schale), feinblättrige Vollkornhaferflocken (mit heißem Wasser gequollen), gemuste Banane und Möhrenbrei erfüllen diesen Zweck. Verstärken lässt sich diese Wirkung durch das Einrühren fertiger Produkte in Speisen, z. B.
  - Rohapfelpräparat Aplona©
  - Johannisbrotmehlpulver
  - Karottenreisschleim instant (Apotheke)
  - Flohsamen: Metamucil®, Mucofalk neutral® oder Flosa®(Apotheke)

Bei anhaltenden Durchfällen kommen oft mehrere Faktoren zusammen. Wichtig ist es den einzelnen Gründen auf die Spur zu kommen und entsprechend zu reagieren. So lassen sich hartnäckige Durchfälle nach und nach mildern.

Bei hohem Flüssigkeitsverlust Wasser einschleusen

Bei starken Durchfällen verliert der Körper viel Flüssigkeit und Mineralstoffe. Der Darm schwemmt körpereigene Flüssigkeit aus und nimmt auch kein Wasser aus der Nahrung mehr auf. Deshalb hat man auch oft das Gefühl, dass Trinken das Geschehen verschlimmert. Eine speziell darauf abgestimmte Glukose-Elektrolyt-Lösung kann helfen Wasser und Mineralstoffe einzuschleusen und damit auch die Durchfälle zu vermindern. Diese Lösung gibt es in der Apotheke (z. B. Elotrans®, Saltadol®, D-Iso-ratiopharm®).
Muss es schnell gehen, kann auch helfen

- eine Tasse Tee mit gehäuftem Teelöffel Zucker und einer Prise Salz
- Reistee (Reis mit viel Wasser kochen, Flüssigkeit mit Salz trinken)
- gesalzene Brühe

Durchfälle durch Gallensäureverlust/ Fettverdauungsstörungen

Bei Morbus Crohn ist häufig der Endabschnitt des Dünndarms (terminales Ileum) erkrankt oder operativ entfernt worden. Gerade hier findet aber normalerweise die Rückresorption der Gallensäuren statt, die bei der Aufspaltung der Fette eine maßgebliche Rolle spielen. Ist dieser Kreislauf gestört, gelangen die Gallensäuren und in der Folge auch unverdaute Fette in den Dickdarm und rufen dort Durchfälle hervor.

In leichteren Fällen lässt sich das Geschehen durch eine sehr fettarme Ernährung mildern. Dabei ist es sinnvoll zusätzlich ein Präparat zum Binden der Gallensäuren einzunehmen.

Reichen diese Maßnahmen nicht aus, ist eine Umstellung auf spezielle, so genannte kurzkettige Fette (MCT-Fette) notwendig. Diese Fette können ohne Gallensäuren im Darm aufgenommen werden. Ihre Verwendung grenzt die Durchfälle ein und sichert gleichzeitig die Versorgung mit Fetten und fettlöslichen Vitaminen. Nur die essenziellen Fettsäuren, etwa die Linolsäure, sind in diesen Produkten nicht ausreichend vorhanden und müssen zusätzlich mitverwendet werden. Reich an essenziellen Fettsäuren sind z. B. Distel-, Maiskeim- und Sonnenblumenöl.

Die Umstellung auf MCT-Fette sollte langsam und stufenweise erfolgen. In einer solchen Situation ist es sinnvoll, sich in einer Ernährungsberatung Hilfe zu holen für den Umgang mit diesen Fetten und auch für weitere Probleme, die mit einer Fettverdauungsstörung einhergehen können. MCT- Fette gibt es als Margarine und Öl (»mct-basis-plus-Margarine, Öl und weitere Produkte« im Reformhaus; »Ceres-Margarine und Ceres-Öl« im Direktversand bei Union Deutscher Lebensmittelwerke GmbH, Van-den-Bergh-Str.15, 47533-Kleve).

Auf besondere Probleme adäquat reagieren: Stenosen

Bei chronisch entzündlichen Darmerkrankungen entstehen oft entzündungsbedingte oder narbige Einengungen des Darms (Stenosen). Grobe und langfaserige Nahrungsbestandteile können sich vor einer solchen Stenose stauen und die Darmpassage blockieren. Es wird deshalb empfohlen, grobe und faserige Lebensmittel zu meiden und sich insgesamt, entgegen der sonstigen Empfehlung ballaststoffarm zu ernähren, bei sehr engen Stenosen auch in passierter Form oder mit Formuladiäten.

Problematisch sind z. B.
- die Haut von Paprika und Tomaten
- Blattsalate
- Spargel
- Orangen, Zitronen, Aprikosen
- grobe Vollkornprodukte
- Nüsse und Samen
- Pilze
- Mais
- Obstschalen und Obstkerne
- Trockenfrüchte

Wichtig: Sehr gut kauen und viel trinken!

Auf besondere Probleme adäquat reagieren: Blähungen

Blähungen bei CED werden durch Störungen der Verdauungsfunktion und der Darmbewegungen hervorgerufen. Sie können sehr unangenehm und schmerzhaft sein. Eine Beeinflussung der Beschwerden über die Ernährung ist oft schwierig. In den meisten Fällen lässt sich aber eine Milderung erreichen. Wichtig ist es, für sich persönlich herauszufinden, welche Lebensmittel und Zubereitungsarten das Geschehen verschlimmern. Dabei hilft es oft, für eine Weile ein Ernährungs- und Beschwerdentagebuch zu führen. Blähende Nahrungsmittel sollte man meiden. Als blähend gelten: Kohl, Hülsenfrüchte, Zwiebeln, Lauch, Knoblauch, frisches Brot, Vollkornprodukte in Verbindung mit Zucker, Eier, fettreiche Nahrungsmittel, Fettreiche Käse, Milch, Kaffee, schwarzer Tee, kalte, kohlensäurereiche Getränke, Alkohol, scharfe Gewürze, Zuckerhaltiges.

Manchmal hilft es auch, den Anteil an Ballaststoffen in der Ernährung zu verringern. Denn beim Abbau der Ballaststoffe durch die Bakterien der Darmflora entstehen unter anderem Gase. Bei länger anhaltenden Beschwerden sollte man klären, ob eine Milchzuckerunverträglichkeit (Laktoseintoleranz), eine Fructoseunverträglichkeit oder eine bakterielle Fehlbesiedlung des Darms als Ursache für die Blähungen infrage kommt.

Neben dem Weglassen der unverträglichen Lebensmittel können gegen Blähungen und Geruchsbildung helfen:

- Heidelbeerdicksaft, Preisselbeerdicksaft
- Naturjoghurt (bei Laktoseintoleranz ausprobieren)
- Kümmel, Fenchel, Anis, Pfefferminze
- pektinreiche Lebensmittel (z. B Apfel, Banane, Aprikose, Karotte)
- feingehackte Petersilie
- viel trinken
- körperliche Bewegung
- regelmäßige, ruhige Mahlzeiten
- Entspannung und Wärme
- feuchtwarme Bauchwickel

Ein paar Worte zum Schluss

Eine Fülle von Informationen und trotzdem bleiben noch einige Themen, die hier nicht behandelt werden. Dazu gehören z. B. isolierte Nährstoffdefizite wie Eisenmangel, Störungen der Oxalsäureresorption und Ernährung nach Operationen. Ein gründliches Eingehen auf diese Probleme würde den Rahmen dieses Beitrags sprengen. Hier können die angegebene Literatur oder eine individuelle Ernährungsberatung weiterhelfen.

Und noch etwas: Veränderungen in den Essgewohnheiten sind nicht sehr beliebt. Gerade bei einer chronischen Erkrankung befürchtet man weitere Einschränkungen und noch mehr Verlust von Lebensqualität. Da ich selbst von Morbus Crohn betroffen bin, sind mir diese Gefühle vertraut. Die vorangegangenen Empfehlungen und Tipps sollen nur eine Anregung sein, sich mit der eigenen Ernährung auseinander zu setzen, Neues auszuprobieren und Altes zu überprüfen und in schwierigen Tagen auch mal in der »Diätküche« zu kosten. Und die Dinge mit in den Alltag zu nehmen, die das persönliche Wohlbefinden und die Gesundung unterstützen.

Kapitel 13

Rechte und Pflichten im Gesundheitswesen kennen

Patienten sollten ihre Rechte und Pflichten im Verhältnis zum Arzt und gegenüber Leistungs-/Kostenträgern oder Behörden kennen. Nur so können sie ihre Ansprüche geltend machen oder unberechtigte Forderungen abwehren

Einsicht in Krankenunterlagen

Eine erfolgreiche Behandlung kann stets nur mit dem Patienten erfolgen, nicht gegen ihn und auch nicht über ihn hinweg. Voraussetzung für eine solche »partnerschaftliche« Beziehung zwischen Arzt / Therapeuten und Patient ist eine umfassende Information über alle Befunde und Untersuchungsergebnisse zu seiner Erkrankung.

Ein Patient hat, gleich ob er privat oder gesetzlich versichert ist auch außerhalb eines Rechtsstreits, Anspruch auf alle objektiven Daten der Ärzte, die ihn untersucht oder behandelt haben. Zu diesen Daten gehören: Untersuchungsergebnisse, Blutwerte, Berichte über Behandlungsmaßnahmen (z. B. Medikamente, Operationen, Rehamaßnahmen usw.). Die Unterlagen können sowohl in der Praxis des Arztes eingesehen, als auch – ggf. auf Kosten des Patienten – kopiert werden. Dem Patienten muss unter Umständen in der Praxis des Arztes/Therapeuten ein Platz zur Verfügung gestellt werden, wo er ungestört die Unterlagen einsehen kann. Auf die häufig geübte Praxis, die Unterlagen nur an einen anderen Arzt weiterzuleiten muss sich der Patient nicht einlassen. Der Arzt ist darüber hinaus verpflichtet die gesamte Behandlung des Patienten ordnungsgemäß zu dokumentieren.

Diese Grundsätze sind vom Bundesgerichtshof mit Urteil vom 23. November 1982 (Az. VI ZR 222/79 und 177/81) bestätigt worden. Verweigert werden darf die Einsichtnahme allerdings im Bereich der Psychiatrie und Psychotherapie, wenn zu befürchten ist, dass die Einsichtnahme negative Auswirkungen haben könnte (Dies wird zumeist unterstellt). Für Röntgenaufnahmen gilt, dass der Arzt die Herausgabe verweigern kann, aber eine Einsichtnahme ermöglichen muss. Zwar kann der Patient auch hier Kopien fordern, da diese aber sehr teuer sind dürfte von diesem Rechten nur sehr wenig Gebrauch gemacht werden. Das Einsichtsrecht gilt nicht für persönliche Aufzeichnungen, die der Arzt über den Patienten angefertigt hat.

Probleme können vermieden werden, wenn mit dem Arzt von Anfang an vereinbart wird alle Untersuchungs- und Befundberichte in Kopie zu erhalten. Sollte sich ein Arzt weigern die Unterlagen herauszugeben, kann zunächst die Krankenkasse oder aber die kassenärztliche Vereinigung um Hilfe gebeten werden. Falls dieser Weg nicht zum Erfolg führt, muss möglicherweise Klage auf dem Zivilrechtsweg erhoben werden. Die Kosten hierfür muss jeweils die unterlegene Partei tragen.

Viele Ärzte sind inzwischen dazu übergegangen dem Patienten alle objektiven Befunde stets in Kopie zu übergeben. Sollte Ihr Arzt dies nicht von sich aus tun, sprechen Sie ihn darauf an.

Aufklärungspflicht

Jeder Arzt ist verpflichtet den Patient über Fragen zur Erkrankung, zum Krankheitsverlauf, über mögliche und geplante Behandlungsmaßnahmen, zu erwartende Risiken, über Wirkung und Nebenwirkungen von Medikamenten sowie eine eventuell notwendige Operation und deren Risiko umfassend zu informieren (Risikoaufklärungspflicht). Dabei muss die Information so erfolgen, dass der Patient auch in der Lage ist diese zu verstehen. Der Arzt muss eventuell den Patienten auffordern eine Vertrauensperson zu benennen, welche die Information entgegennimmt, wenn Anhaltspunkte dafür bestehen, dass der Patient die Information nicht verstehen kann. Außerdem muss die Aufklärung so frühzeitig erfolgen, dass der Patient in der Lage ist sich unbeeinflusst und selbstständig entscheiden zu können, ob er eine Untersuchung/Behandlung durchführen lässt oder nicht (z. B. Information über die Risiken einer Operation vor den Türen des OP-Saales ist nicht ausreichend). Im Gespräch mit dem Arzt sollte der Patient keine Hemmungen haben zu fragen, wenn er bestimmte Dinge nicht verstanden hat oder etwas genauer wissen will.

Entsteht dem Patient ein Schaden und stellt sich heraus, dass der Arzt ihn nicht ausreichend über Risiken oder Chancen einer Behandlung informiert hat, können sich Schadensersatzansprüche gegenüber dem Arzt ergeben. Bedenken Sie: »Jede ärztliche Behandlung (Diagnose und Therapie) ist ein Eingriff, zu dem der Patient seine Zustimmung geben muss, andernfalls macht der Arzt sich wegen Körperverletzung strafbar«.

Unterstützung und Hilfe bringt das Sozialrecht

Mit einer chronisch entzündlichen Darmerkrankung zu leben ist nicht leicht. Nach der Diagnose folgen oftmals erhebliche materielle Existenzängste und die Furcht vor einem sozialem Abstieg. Diese Angst kommt meist ganz zwangsläufig, ist in den meisten Fällen aber nicht begründet. Das Arbeits- und Sozialrecht bietet heute in vielen Fällen doch einen erheblichen Schutz vor einem »Fall durch das soziale Netz«. Wichtig ist es für Betroffene aber über ihre möglichen Ansprüche informiert zu sein. Nur so können Rechte geltend gemacht und ungerechtfertigte materielle einschnitte als Folgen der Krankheit abgewehrt werden.

Wesentlichstes Instrument im System der sozialen Schutzgesetze ist das Schwerbehindertengesetz. Es bildet die Grundlage für die Gewährung von Nachteilsausgleichen, welche die behindertenbedingten Nachteile – zumindest teilweise – ausgleichen sollen. Dabei hat der Kündigungsschutz für Schwerbehinderte eine besondere Bedeutung. Voraussetzung für die Inanspruchnahme der Nachteilsausgleiche ist die Anerkennung als Schwerbehinderter.

Der Schwerbehindertenausweis

Der Feststellungsantrag kann formlos beim zuständigen Versorgungsamt gestellt werden. Der Betroffene sollte die Ärzte über den Antrag informieren und im Voraus auf die Punkte hinweisen, die für das Versorgungsamt besonders wichtig sind, damit sie die vom Versorgungsamt benötigten Auskünfte geben können:

- Inwieweit weicht Ihr Zustand von dem eines gleichaltrigen Gesunden ab?

- Worauf ist die Abweichung zurückzuführen?
- Wie ist der Verlauf der Krankheit?

Wenn Sie sich mit Ihrer Behinderung nicht ausreichend bewertet sehen, besteht die Möglichkeit, innerhalb eines Monats Widerspruch einzulegen. Diese Frist darf nicht überschritten werden. Der Widerspruch muss zunächst nicht begründet werden, stattdessen sollte Akteneinsicht gemäß § 25 Abs. 1 Sozialgesetzbuch (SGB) X beantragt werden. Nach erfolgter Einsichtnahme (Kopien anfertigen!) muss dann die Begründung fol gen. Dabei sollten auch die eigenen subjektiven Probleme mit der Erkrankung geschildert und auf festgestellte Mängel im bisherigen Verfahren eingegangen werden.

Nachteilsausgleich

Mit der Anerkennung als Schwerbehinderte(r) (GdB 50) können Nachteilsausgleiche in Anspruch genommen werden. Hierbei ist das wichtigste Instrument in der heutigen Zeit sicherlich der Kündigungsschutz. Zur Kündigung eines Schwerbehinderten muss der Arbeitgeber die Zustimmung der Hauptfürsorgestelle einholen (15 SchwbG). Eine ohne diese Zustimmung ausgesprochene Kündigung ist unwirksam. Dies gilt selbst dann, wenn der Arbeitgeber nicht über die Schwerbehinderteneigenschaft informiert ist oder die Feststellung erst beantragt ist. In diesem Fall muss der Arbeitgeber innerhalb von vier Wochen über eine bereits festgestellte oder beantragte Anerkennung als Schwerbehinderter informiert werden.

Der besondere Kündigungsschutz wirkt erst, wenn das Arbeitsverhältnis 6 Monate bestanden hat. Er gilt nicht, wenn ein befristetes Arbeitsverhältnis fristgemäß endet oder wenn Entlassungen aus Witterungsgründen vorgenommen werden, sofern eine Wiedereinstellung gesichert ist.

Ein weitere Ausgleich sind auch die Steuererleichterungen Behinderte Menschen erhalten unter anderem, je nach Grad der Behinderung (GdB) einen Steuerfreibetrag, zwischen 1 110 DM (bei einem GdB von 50) und 2 760 DM (bei einem GdB von 100). Dazu kommt der Zusatzurlaub. Er beträgt eine Arbeitswoche im Urlaubsjahr. Das bedeutet, dass bei einer regelmäßigen Arbeitswoche von 4 Tagen auch nur 4 Tage Zusatzurlaub gewährt wird.

Darmerkrankungen am Arbeitsplatz

Eine Schwerbehinderung muss bei Einstellungen nicht ungefragt, aber auf Nachfrage dem Arbeitgeber angegeben werden. Wird – trotz der Nachfrage von Seiten des Arbeitgebers – eine Anerkennung als Schwerbehinderter verschwiegen, kann der Arbeitsvertrag wegen arglistige Täuschung aufgelöst werden. Gleiches gilt bei Bewerbungen von »Nichtbehinderten«.

Grundsätzlich besteht keine Verpflichtung in einem bestehenden Arbeitsverhältnis den Arbeitgeber über die Erkrankung zu informieren. Es ist sogar eher ratsam die Krankheit nicht zu offenbaren, da dies unangenehme Folgen haben kann.

Kündigung wegen Krankheit

Auch wenn ein Arbeitnehmer nicht als Schwerbehinderter anerkannt ist kann der Arbeitgeber das Arbeitsverhältnis nicht ohne weiteres wegen Krankheit auflösen. Eine Kündigung aus personenbedingten Gründen wegen Krankheit ist nur zulässig, wenn diese erfolgt, weil

- die Erkrankung beziehungsweise eine mangelnde körperliche Eignung die Verwendbarkeit des Arbeitnehmers im Betrieb herabsetzen
- betriebliche Interessen durch die Erkrankung erheblich beeinträchtigt werden und der Arbeitsplatz aus betrieblichen Gründen wieder besetzt werden muss
- das Leistungsniveau des Arbeitnehmers erheblich unter dem des Durchschnitts aller Arbeitnehmer des Betriebes absinkt und der betriebliche Ablauf konkret gefährdet ist
- der Arbeitnehmer häufig kurz erkrankt, ohne dass die Feststellung der Arbeitsunfähigkeit durch einen Arzt erfolgt.

Der Arbeitgeber muss die jeweils angegebenen Gründe nachweisen. Hierbei legen die Arbeitsgerichte, die mit der Prüfung der Gründe beauftragt sind, einen sehr strengen Maßstab an. Erfolgt die Kündigung aus betrieblichen Gründen, dann muss der Arbeitgeber nachweisen, nach welchen Kriterien er vorgegangen ist, um den zu kündigenden Mitarbeiter auszuwählen.

Krankengeld

Als Versicherter haben Sie Anspruch auf Krankengeld für 78 Wochen je Krankheit innerhalb einer Frist (Blockfrist) von drei Jahren. Dabei werden die Krankschreibungen zusammengerechnet, bei der als Ursache der Arbeitsunfähigkeit dieselbe Krankheit vom Arzt angegeben wurde oder anzunehmen ist. Schließen sich allerdings Zeiten von Arbeitsunfähigkeiten nahtlos aneinander an, so werden diese ebenfalls als einheitliche Krankheitszeit behandelt. Bei der Berechnung der Bezugsdauer des Krankengeldes zählen die Zeiten der Entgeltfortzahlung durch den Arbeitgeber mit. Achtung: Die Krankenkasse ist nicht verpflichtet, darauf hinzuweisen, dass der Krankengeldanspruch ausläuft.

Wenn kein Anspruch auf Krankengeld (mehr) besteht und der Versicherte weiter arbeitsunfähig ist, besteht Anspruch auf Arbeitslosengeld, obwohl noch ein Arbeitsverhältnis besteht. Voraussetzung ist, dass ein Antrag auf Berufs-/Erwerbsunfähigkeitsrente oder eine Rehabilitationsmaßnahme gestellt wird. Keinesfalls sollte nach Erlöschen des Krankengeldanspruchs das Arbeitsverhältnis gelöst (gekündigt) werden.

Zuzahlungen zu Heil- und Hilfsmitteln

Zu einer Reihe von Leistungen der Krankenkasse müssen Versicherte Zuzahlungen leisten (Fahrtkosten, Heil- und Hilfsmittel, Krankenhaus, Kur, Zahnersatz usw.). Für diese Zahlungen gibt es Obergrenzen.

Die Sozialklausel, bei der, bis auf das Krankenhaus, die Zuzahlungen entfallen, gilt für alle Arznei-, Verband- und Heilmittel, Fahrtkosten sowie Kurkosten, wenn das Bruttoeinkommen der Haushaltsangehörigen bestimmte Grenzen, die zwischen ca. 1 800 DM (1 500 DM für die neuen Länder) bei Alleinstehenden und ca. 3 800 DM (3 000 DM für die neuen Länder) bei fünf Haushaltsangehörigen liegen, nicht übersteigt.

Die Überforderungsklausel gilt für die vorgenannten Zahlungen (außer Kurkosten), hier werden die über die Grenze hinausgehende Beträge nachträglich erstattet. Grundsätzlich müssen Zuzahlungen bis zu 2 % der jährlichen Bruttoeinnahmen aller Haushaltsangehörigen geleistet werden.

Für Versicherte, die sich wegen derselben Krankheit in Dauerbehandlung befinden, und die ein Jahr lang Zuzahlungen geleistet haben, beträgt die Höchstgrenze ab dem zweiten Jahr für die gesamte Dauer der weiteren Behandlung 1 % des Bruttoeinkommens. Maßgebend ist jeweils das Einkommen des Vorjahres. Bei der Berechnung der tatsächlich zu tragenden Zuzahlungen sind vom Einkommen noch Freibeträge abzuziehen, sodass sich ein Erstattungsantrag bei der Krankenkasse auch lohnen kann, wenn sich die geleisteten Zuzahlungen in der Nähe der zumutbaren Belastung von 1 oder 2 % des Bruttoeinkommens bewegen.

Erwerbsminderungsrente

Seit dem 1. Januar 2001 sind die früheren Erwerbs- und Berufsunfähigkeitsrenten durch eine einheitliche Erwerbsminderungsrente ersetzt. Diese Rente kann als volle oder halbe Erwerbsminderungsrente bewilligt werden. Eine volle Erwerbsminderungsrente erhält der Versicherte, der aufgrund seiner Erkrankung nur noch weniger als 3 Stunden täglich arbeiten kann. Diese Rente entspricht der früheren »Erwerbsunfähigkeitsrente«. Versicherte, die aus gesundheitlichen Gründen mehr als drei, aber weniger als sechs Stunden arbeiten können, für die auf dem allgemeinen Arbeitsmarkt mit ihrem restlichen Leistungsvermögen aber keine Beschäftigungsmöglichkeiten bestehen, erhalten ebenfalls eine volle Erwerbsminderungsrente.

Eine halbe Erwerbsminderungsrente steht dem Versicherten zu, der aus Gesundheitsgründen mehr als drei, aber weniger als sechs Stunden täglich arbeiten kann. Derjenige, der mehr als sechs Stunden arbeitsfähig ist, hat keinen Anspruch auf eine Erwerbsminderungsrente.

Die Höhe der Rente berechnet sich nach dem durchschnittlichen bisherigen Verdienst, der hochgerechnet wird bis zum 60. Lebensjahr, d. h. der Versicherte wird so gestellt, als wenn er diesen Verdienst weiterhin bis zur Vollendung des 60. Lebensjahres gehabt hätte. Allerdings wird von der so ermittelten Rente ein Betrag von 10,8 % abgezogen (Rentenabschlag). Neben der Rente ist ein Hinzuverdienst nur bis zu 630 DM monatlich möglich, wobei zweimal in einem Kalenderjahr diese Grenze bis zum doppelten Betrag überschritten werden darf.

Voraussetzung für einen Anspruch auf Erwerbsminderungsrente ist, dass in den letzten 60 Monaten vor Antragstellung mindestens für 36 Monate Pflichtbeiträge zur Rentenversicherung gezahlt wurden. In Ausnahmefällen gelten noch andere Fristen. Falls Sie einen Rentenantrag erwägen, lassen Sie sich bei Ihrem Versicherungsträger beraten.

Versicherte, die bei In-Kraft-Treten der Rentenreform das 40. Lebensjahr erreicht haben, können auch noch die – inzwischen abgeschaffte – »Berufsunfähigkeitsrente« erhalten. Voraussetzung ist, dass ihre Leistungsfähigkeit auf weniger als die Hälfte der eines gleichaltrigen Gesunden in einem zumutbaren anderen als dem zuletzt ausgeübten Beruf, gesunken ist. In diesem Fall wird eine Rente gewährt, die 2/3 der Rentenhöhe der Erwerbsminderungsrente entspricht. Ein höherer Hinzuverdienst ist, abhängig vom Verdienst vor Eintritt des Rentenfalls möglich, nähere Auskünfte gibt der Versicherungsträger. Die versicherungsrechtlichen Voraussetzungen entsprechen denen der Erwerbsminderungsrente.

Private Versicherungen

Im Gegensatz zur Sozialversicherungen unterliegen die privaten Versicherungen der Vertragsfreiheit. Die Unternehmungen können sich aussuchen mit wem sie einen Vertrag abschließen. Daraus ergeben sich für Betroffene mit chronisch entzündlichen Darmerkrankungen sehr weit gehende Konsequenzen. So ist es für Betroffene weitgehend unmöglich eine private Kranken- oder -Zusatzversicherung abzuschließen oder isolierte Berufsunfähigkeitsversicherungen. Nur bei manchen Gesellschaften ist es möglich, diese in Kombination mit einer Lebensversicherung abzuschließen. Gleiches gilt für reine Lebensversicherungen. Problemlos möglich ist der Abschluss einer privaten Rentenversicherung.

Grundsätzlich gilt: Alle Fragen in den Anträgen genau und wahrheitsgemäß beantworten, ansonsten kann es im Leistungsfall ein böses Erwachen geben, wenn die Versicherung die vereinbarte Leistung nicht zahlt.

Nähere Informationen zum Sozialrecht können Mitglieder der Deutschen Morbus Crohn/Colitis ulcerosa Vereinigung e. V. von deren Arbeitskreis Sozialrecht erhalten.

Nachwort: Veränderungen sind schwer

In diesem Buch habe ich viele Möglichkeiten vorgestellt, um gesünder zu werden. Hierdurch will ich nicht anregen alles »besinnungslos« auszuprobieren. Das Lesen dieses Buches soll ein Hilfsmittel zum Bewusstwerden sein: Was hat dich besonders angesprochen? Was hat dich betroffen gemacht? An welchen Stellen des Buches hast du dich überhaupt nicht wiedergefunden oder dich vielleicht auch geärgert?

»Gott gebe mir die Gelassenheit, die Dinge hinzunehmen, die ich nicht ändern kann, den Mut, die Dinge zu ändern, die ich ändern kann, und die Weisheit, das eine vom andern zu unterscheiden!« Diesen Satz sprechen die Teilnehmer von Emotions Anonymous Selbsthilfegruppen jeweils am Ende ihrer Sitzungen. Er weist auf das Leben hin.

Um bewusster zu leben, brauchen wir andere Menschen, die uns so sein lassen, wie wir sind, die uns aber unterstützen, wenn wir es wollen. Dabei können uns Mediziner, Therapeuten, Selbsthilfegruppen, freundlich gesinnte Menschen helfen. Wenn wir uns »auf gleicher Ebene« treffen, uns zusammen und auseinander setzen, Erfahrungen machen und uns mitteilen, können wir erkennen, wo jeder bei sich selbst ansetzen kann.

Persönliche und/oder soziale Veränderungen

In einer Selbsthilfegruppe komme ich nicht umhin, mir die belastenden und krankmachenden Strukturen in der Gesellschaft anzusehen: Wohn-, Umwelt-, Arbeitsbedingungen, Rollenprobleme.

Wenn ich von mir erzähle, werde ich mir meiner Rollen bewusst. Ich lerne mich verstehen als Vater, Geliebter, Mann, Psychologe, Patient, Selbsthilfegruppenmitglied… Meine Probleme, meine Freude, Trauer und Wut kann ich mit anderen teilen. Indem ich mich von anderer Leute Normen freimache, lerne ich die mir gemäßen Grenzen kennen.

Wahrnehmen und Bewusstwerden – so sein lassen oder ändern wollen – drängen zum Ausdruck und geben die Chance zum Handeln. Dadurch erfahre ich mich, gewinne etwas dazu, helfe mir selbst.

Adressen

Deutsche Morbus Crohn/Colitis ulcerosa Vereinigung e. V. (DCCV)
Paracelcusstraße 15
D-51375 Leverkusen
Tel.: 02 14 / 87 60 80
Fax: 02 14 / 8 76 08 88

Deutsche Ileostomie-, Colostomie- und Urostomie-Vereinigung e. V. (ILCO)
Landshuter Straße 30
D-85356 Freising
Tel.: 0 81 61 / 93 43 01
Fax: 0 81 61 / 93 43 04

NAKOS
Nationale Kontakt- und Informationsstelle zur Anrgegung und Unterstützung von Selbsthilfegruppen
Albrecht-Achilles-Straße 65
D-10709 Berlin
Tel.: 0 30 / 8 91 40 19
Fax: 0 30 / 8 93 40 14

Österreichische Ileostomie-, Colostomie- und Urostomie-Vereinigung (ILCO)
Obere Augartenstraße 26-28
A-1020 Wien
Tel.: 01 / 3 32 38 63

Österreichische Morbus Crohn/Colitis ulcerosa Vereinigung
Obere Augartenstraße 26-28
A-1020 Wien
Tel. und Fax: 01 / 3 33 06 33

Schweizerische Morbus Crohn/Colitis ulcerosa Vereinigung
Postfach, CH-Aarau
Tel. und Fax: 0 62 / 8 24 87 07

Literatur

Arbeitskreis Mikrobiologische Therapie 3: Ratschläge zur Ernährung, 1988

Biller, G.; Raedler, A.: Bedeutung der Ernährung bei chronisch entzündlichen Darmerkrankungen, in: Bauchredner Nr. 54, Heft 3/98, DCCV

Dötsch, R.: Ernährungstips für Patienten mit Morbus Crohn und Colitis ulcerosa, Patientenbroschüre der Merckle GmbH 1995

Elmadfa,I.; Aign, W.; Muskat, E.; Fritsche,D.; Cremer, H.-D.: Die grosse GU Nährwerttabelle, München 1998/99

Ernährung bei chronisch entzündlichen Darmerkrankungen, Sonderdruck aus Bauchredner Nr. 48, Heft 1/97, Zeitschrift der DCCV

Lorenz-Meyer, H.; Schulz, B.: Colitis ulcerosa und Morbus Crohn, Diät- und Ernährungsratschläge für Patienten, Patientenbroschüre der Henning Berlin GmbH 1996

Müller, Sven-David: Ernährung bei chronisch entzündlichen Darmerkrankungen. Patientenbroschüre der Falk Foundation e.V. 1997

Pfeil, M.; Weidel, U.: Ernährung bei Morbus Crohn und Colitis ulcerosa, Hamburg (CED-Hilfe e.V., Hrsg.), 1997

Wegner-Durif, A.; Engelfried, A.: Die Rolle der Ernährung bei Morbus Crohn/Colitis ulcerosa, in: Chronisch entzündliche Darmerkrankungen: Morbus Crohn/Colitis ulcerosa, DCCV e.V (Hrsg.) 1997

Autoren

Eisenhauer, Margit, Dipl.-Psych., Max-Brauer-Allee 82, Hamburg-Altona

Federschmidt, Hermann, Dr. med., Psychotherapeut, Habsburger Str. 116, 79104 Freiburg

Huse-Kleinstoll, Gisela, Dr. med., Universitätskrankenhaus Eppendorf, Hamburg–Eppendorf

Jantschek, Günter, Priv.-Doz., Dr. med., Universitätsklinikum Lübeck, Medizinische Klinik II, Ratzeburger Allee 160, 23538 Lübeck

Klasen, Jörn, Dr. med., Krankenhaus Hamburg-Rissen, Suurheid 20, 22559 Hamburg–Rissen

Lümmen, Ditmar, DCCV e. V., Paracelsusstr. 15, 51375 Leverkusen

Raedler, Andreas, Prof. Dr. med., Krankenhaus Tabea, Kösterbergstr., 22587 Hamburg–Blankenese

Riecken, Klaus, Dr. med., gestorben 1998

Schober, Dagmar, Deutsche ILCO-Bundesgeschäftsstelle, Postfach 1265, 85312 Freising

Tecker, Georg, Dipl.-Psych., Orchideenweg 4, 49401 Damme

Weidel, Ulla, CED-Hilfe e. V., Fulsbüttler Str., 22309 Hamburg–Barmbek

Winkler, Rainer, Professor, Dr. med., Martin-Luther-Krankenhaus, Lutherstr. 22, 24837 Schleswig

Sachregister

A

B

C

D

E